华西医学大系

U0254801

解读"华西现象"

讲述华西故事

展示华西成果

病毒性肝炎防治
——你必须知道的那些事

BINGDUXING GANYAN FANGZHI

——NI BIXU ZHIDAO DE NAXIESHI

主编 万智 郭媛

四川科学技术出版社

·成都·

图书在版编目（CIP）数据

病毒性肝炎防治：你必须知道的那些事 / 万智, 郭媛主编.
-- 成都：四川科学技术出版社, 2023.7
（华西医学大系）
ISBN 978-7-5727-1060-5

Ⅰ.①病… Ⅱ.①万… ②郭… Ⅲ.①病毒性肝炎—防治—
普及读物 Ⅳ.①R512.6-49

中国国家版本馆CIP数据核字(2023)第134096号

支持基金：四川省科学技术项目
项目编号 2023JDKP0063 2022JDKP0069 2022JDKP0004

病毒性肝炎防治
——你必须知道的那些事

主　编　万　智　郭　媛

出 品 人　程佳月
责任编辑　兰　银
封面设计　象上设计
制　　作　成都华桐美术设计有限公司
责任出版　欧晓春
出版发行　四川科学技术出版社
地　　址　四川省成都市锦江区三色路238号新华之星A座
　　　　　传真：028-86361756　邮政编码：610023
成品尺寸　156mm×236mm
印　　张　7.75　字　数　160 千
印　　刷　四川华龙印务有限公司
版　　次　2023年7月第 1 版
印　　次　2023年10月第 1 次印刷
定　　价　39.80元
ISBN 978-7-5727-1060-5

本书编委会

主　编

　　万　智　郭　媛

副主编

　　杨梦莹　汪　林　杜凌遥

编　委

　　何晓俐　贾　丹　赵淑珍　王婷婷

　　叶智敏　陈励耘　王艳君　张天清

　　周　洁　何　谦　曾忠仪　俞　静

　　曹　华　谭　萍　简　文　胡腾月

　　李卫秀

《华西医学大系》总序

　　由四川大学华西临床医学院/华西医院（简称"华西"）与新华文轩出版传媒股份有限公司（简称"新华文轩"）共同策划、精心打造的《华西医学大系》陆续与读者见面了，这是双方强强联合，共同助力健康中国战略、推动文化大繁荣的重要举措。

　　百年华西，历经120多年的历史与沉淀，华西人在每一个历史时期均辛勤耕耘，全力奉献。改革开放以来，华西励精图治、奋进创新，坚守"关怀、服务"的理念，遵循"厚德精业、求实创新"的院训，为践行中国特色卫生与健康发展道路，全心全意为人民健康服务做出了积极努力和应有贡献，华西也由此成为了全国一流、世界知名的医（学）院。如何继续传承百年华西文化，如何最大化发挥华西优质医疗资源辐射作用？这是处在新时代站位的华西需要积极思考和探索的问题。

　　新华文轩，作为我国首家"A+H"出版传媒企业、中国出版发行业排头兵，一直都以传承弘扬中华文明、引领产业发展为使命，以坚持导向、服务人民为己任。进入新时代后，新华文轩提出了坚持精准出版、精细出版、精品出版的"三精"出版发展思路，全心全意为推动我国文化发展与

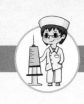

繁荣做出了积极努力和应有贡献。如何充分发挥新华文轩的出版和渠道优势，不断满足人民日益增长的美好生活需要？这是新华文轩一直以来积极思考和探索的问题。

基于上述思考，四川大学华西临床医学院/华西医院与新华文轩出版传媒股份有限公司于2018年4月18日共同签署了战略合作协议，启动了《华西医学大系》出版项目并将其作为双方战略合作的重要方面和旗舰项目，共同向承担《华西医学大系》出版工作的四川科学技术出版社授予了"华西医学出版中心"铭牌。

人民健康是民族昌盛和国家富强的重要标志，没有全民健康，就没有全面小康，医疗卫生服务直接关系人民身体健康。医学出版是医药卫生事业发展的重要组成部分，不断总结医学经验，向学界、社会推广医学成果，普及医学知识，对我国医疗水平的整体提高、对国民健康素养的整体提升均具有重要的推动作用。华西与新华文轩作为国内有影响力的大型医学健康机构与大型文化传媒企业，深入贯彻落实健康中国战略、文化强国战略，积极开展跨界合作，联合打造《华西医学大系》，展示了双方共同助力健康中国战略的开阔视野、务实精神和坚定信心。

华西之所以能够成就中国医学界的"华西现象"，既在于党政同心、齐抓共管，又在于华西始终注重临床、教学、科研、管理这四个方面协调发展、齐头并进。教学是基础，科研是动力，医疗是中心，管理是保障，四者有机结合，使华西人才辈出，临床医疗水平不断提高，科研水平不断提升，管理方法不断创新，核心竞争力不断增强。

《华西医学大系》将全面系统深入展示华西医院在学术研究、临床诊疗、人才建设、管理创新、科学普及、社会贡献等方面的发展成就；是华西医院长期积累的医学知识产权与保护的重大项目，是华西医院品牌建设、文化建设的重大项目，也是讲好"华西故事"、展示"华西人"风采、弘扬"华西精神"的重大项目。

《华西医学大系》主要包括以下子系列。

①《学术精品系列》：总结华西医（学）院取得的学术成果，学术影响力强。②《临床实用技术系列》：主要介绍临床各方面的适宜技术、新技术等，针对性、指导性强。③《医学科普系列》：聚焦百姓最关心的、最迫切需要的医学科普知识，以百姓喜闻乐见的方式呈现。④《医院管理创新系列》：展示华西医（学）院管理改革创新的系列成果，体现华西"厚德精业、求实创新"的院训，探索华西医院管理创新成果的产权保护，推广华西优秀的管理理念。⑤《精准医疗扶贫系列》：包括华西特色智力扶贫的相关内容，旨在提高贫困地区基层医院的临床诊疗水平。⑥《名医名家系列》：展示华西人的医学成就、贡献和风采，弘扬华西精神。⑦《百年华西系列》：聚焦百年华西历史，书写百年华西故事。

我们将以精益求精的精神和持之以恒的毅力精心打造《华西医学大系》，将华西的医学成果转化为出版成果，向西部、全国乃至海外传播，提升我国医疗资源均衡化水平，造福更多的患者，推动我国全民健康事业向更高的层次迈进。

《华西医学大系》编委会

2018年7月

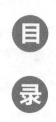

目 录

第三章

不可小觑的"二当家"——乙肝

第四章

沉默的"狙击手"——丙肝 55

第五章

被忽视的"影子杀手"——丁肝 80

第六章

肝损的"第五元素"——戊肝 93

病毒性肝炎是一种常见的肝脏疾病，威胁着人们的生命健康。因此，作为自己健康的第一责任人，我们每个人都应该主动学习相关知识，了解肝炎病毒的起源、流行历史，掌握病毒性肝炎的防治知识。只有这样，我们才能在保护自己的同时，肩负起对家庭和社会的健康责任，才能共同防治病毒性肝炎。

1. 病毒性肝炎的面纱是如何被揭开的？

（1）古代对肝病的认识

人类关于肝病的首次描述大约可以追溯至公元前30世纪，两河流域的苏美尔人留在泥石板上的楔形文字中有对黄疸症状的描述，他们认为黄疸的出现是因为恶魔攻击了肝脏（当时人们认为肝脏是灵魂所在之处）。2 000多年前，我国的《黄帝内经》中出现了"湿热相交，民病瘅也""溺黄，赤安卧者，黄疸……目黄者，曰黄疸"等描述。张仲景的《伤寒论》也指出："伤寒七八日，身黄如橘子色。"由此可见，古人对于该类疾病的症状已有了一定认知。西方在中世纪的时候曾出现黄疸广泛传播的情况，那时得黄疸的人会被认为"不纯洁"，会因此被孤立并被要求单独居住。后来，哥伦布的船队发现新大陆，新大陆上的梅毒在船队中传播开来，"传染病"的概念开始兴起。我国清代的医书《沈氏尊生书》记载：

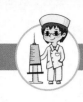

"又有天行疫病，以致发黄者，俗谓之瘟黄，杀人最急。"这表明人们开始意识到这种病具有传染性和致死力。

（2）近现代对肝炎的流行病学研究

1861—1865年，美国人记录到超过5万例肝炎。1912年，美国医生柯凯因统计了两万多例"卡他性黄疸"的数据，并对其进行分析，发现其中有161例病人死亡，接近1/100的病死率令他非常震惊。经过一番研究，他将这种具备较强传染性的全身性疾病命名为"流行性黄疸"，并且，他发现人与人的密切接触导致了这种疾病的传播。到第二次世界大战快结束的时候，全世界因肝炎死亡的人数已经达到1 600万，惊人的死亡数字驱使着人们加快研究的步伐。1942年，维奥特医生研究证实了肝炎可经消化道传播。同年，正在研究黄热病的英国医生麦凯阿伦发现，有些接种含有人血清的疫苗的士兵及使用未消毒注射器的病人出现了肝炎症状，他由此推断人的血液中可能含有传播肝炎的东西。随后几年，他的团队证实了肝炎不仅可以通过消化道传播，还可以通过血液进行传播。1947年，麦凯阿伦正式提出，将被污染的食物或水引起的、由消化道传播的肝炎称为"甲型肝炎"，将被污染的血液传播的肝炎称为"乙型肝炎"。

（3）当代对病毒性肝炎的病原学研究

20世纪50年代，科学家们试图从血液中找到导致肝炎的"元凶"，但限于当时的技术水平，研究一度陷入困境。直到20世纪60年代，内科学和生物化学专业医生巴鲁克·布隆伯格团队在澳大利亚土著人的血清中发现一种未知的神秘蛋白质——"澳大利亚抗原"，也就是乙型肝炎病毒表面抗原（HBsAg）的前身，从此拉开了人类对肝炎病毒病原学研究的序幕。甲型肝炎病毒（HAV，简称"甲肝病毒"），于1973年被弗瑞斯特博士用电子显微镜在病人的粪便中找到。自此学界对甲肝病毒的主要传播途径——粪口传播（即消化道传播）达成一致认识。1970年，乙型肝炎病毒（HBV，简称"乙肝病毒"）被发现，1972年乙肝e抗原（HBeAg）被证实与病毒传染性有关。在1989年，美国科学家迈克尔·侯顿利用分子生物学方法找到了新病毒丙型肝炎病毒（HCV，简称"丙肝病毒"）的基因序列，丙肝病毒被克隆出来。丁型肝炎病毒（HDV，简称"丁肝病毒"）于1977年被意大利胃肠病学专家里兹托和他的团队偶然发现，1984年里兹托提议将这一新的肝炎病毒称为"丁型肝炎病毒"。戊型肝炎病毒（HEV，简称"戊肝病毒"）的发现离不开苏联病毒学家米哈伊尔·巴拉扬和他的同事的奉献，他们通过亲身"试毒"，研究发现了"戊肝病毒颗粒"，但未能成功分离到病毒。直到1989年，美国雷耶斯博士成功克隆出了一种新的病毒，并在同年9月举行的学术会议上正式将其命名为"戊型肝炎病毒"。

至此，世界公认的病毒性肝炎五"兄弟"：甲型病毒性肝炎（简称"甲肝"）、乙型病毒性肝炎（简称"乙肝"）、丙型病毒性肝炎（简称"丙肝"）、丁型病毒性肝炎（简称"丁肝"）、戊型病毒性肝炎（简称"戊肝"）全部被发现，病毒性肝炎的神秘面纱从此被人类揭开。

2. 我国病毒性肝炎的流行现状

近30年，我国在病毒性肝炎防治方面取得了举世瞩目的成就，有效降低了肝硬化和肝癌的发病率和死亡率。2019年，我国甲肝报告发病例数为1.48万例，与1992年的60万例相比，已实现大幅下降；目前，我国甲肝年龄标准化发病率已接近发达国家的低流行水平，防控效果可观。我国的乙肝免疫预防工作也一直处于世界领先水平。从20世纪90年代至今，我国5岁以下儿童的乙肝表面抗原流行率显著下降。我国丙肝流行率得到较好的控制，我国所有年龄人群的流行率为1%（约948.7万例）。在我国乙肝表面抗原阳性的患者中，丁肝的流行率为2%～5%（约1 000万例）。我国戊肝年龄标准化流行率与印度、巴基斯坦等相当，但是我国的戊肝暴发次数和新发病例数显著低于印度、巴基斯坦等高流行国家。

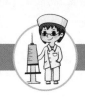

由于既往流行率高，肝炎病毒携带者人数多、患者基数大，我国各种亚型病毒性肝炎感染例数仍居全球之首。因此，我国病毒性肝炎的流行形势仍然严峻，病毒性肝炎的防控依然任重道远。

3. 病毒性肝炎如何消除？

从认识病毒性肝炎这个疾病后，无数的人投入与病毒性肝炎的艰苦斗争。2016年5月，世界卫生大会通过首份《2016—2021年全球卫生部门病毒性肝炎战略》（简称"《2016—2021肝炎战略》"）。该战略提出到2030年消除病毒性肝炎这一公共健康威胁，设定目标为——与2015年基线数据相比，新发慢性感染减少90%，死亡率降低65%。作为对《2016—2021肝炎战略》的回应，我国国家卫生和计划生育委员会等多部门于2017年10月联合印发了《中国病毒性肝炎防治规划（2017—2020年）》，确定了全面实施病毒性肝炎各项防治措施、遏制病毒性肝炎传播等工作目标。《健康中国行动（2019—2030年）》也明确提出，要全面实施病毒性肝炎各项防治措施，控制病毒性肝炎及其相关肝硬化、肝癌死亡上升趋势。

要真正消除病毒性肝炎，离不开所有人的共同行动。在国家和社会层面，应坚持贯彻病毒性肝炎预防、治疗、康复全程管理策略，继续推广乙肝和甲肝疫苗免费接种，并积极推动新型肝炎疫苗和新型抗病毒治疗药物研发上市；同时应加强疾病科普教育，提高公众的健康认知、消除疾病歧视。对于普通人，我们应从自身做起，积极学习病毒性肝炎防治科普知识，将对它的风险筛查加入到日常体检项目中，做到尽早发现、尽早治疗。相信，随着越来越多的人加入病毒性肝炎防治队伍，我们就能够尽早建立起强大的免疫屏障，减少新发病例，就能够早日实现"消除病毒性肝炎"的愿景。

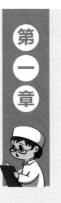

第一章

人体的『生化工厂』——肝脏

生活中，我们常用"心肝宝贝"这个成语来形容十分亲密、十分重要的人或事物，从侧面说明肝脏对于人体的重要性。在"五脏六腑"的"五脏"（心、肝、脾、肺、肾）中，"肝"是紧排在"心"后面的"老二"，也足见肝对人的重要性。俗话说："身体要健康，全靠肝来帮。"肝脏是人体最大的消化腺和"解毒器"。正是有了它的"辛勤工作"，人们才能精神饱满，身体健康。

那么，肝脏在身体的哪个部位？长什么样儿？具体有哪些作用呢？莫急，下面一一揭晓！

1. 肝脏长在哪儿？

我们大多数人的肝脏主要位于人体的右上腹肋骨深处，极少数人位于左上腹；肝脏上面紧贴膈肌，与心脏、肺相邻，下面与胃、十二指肠、结肠相邻，后面与右肾、肾上腺等相接，肝脏前面就是肋骨、剑突。

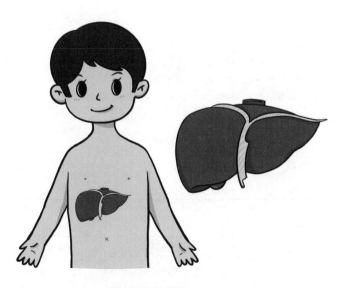

肝脏位置示意图

2. 肝脏长什么样儿?

正常的肝脏外观是红褐色,摸起来手感软而脆,呈一不规则楔形,右端圆钝,左端扁薄。

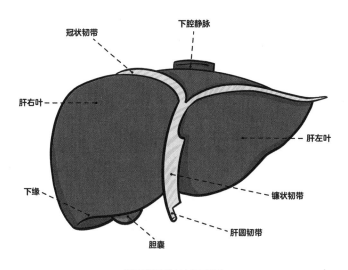

冠状韧带　下腔静脉

肝右叶

肝左叶

镰状韧带

下缘

肝圆韧带

胆囊

肝脏解剖结构示意图

在一般情况下,肝脏长约25 cm,宽约15 cm,厚约6 cm。成人的肝脏一般重1200~1600 g,约占成人体重的1/50,男性的比女性的略重;胎儿和新生儿的肝脏占比相对较大,可达其体重的1/20。

3. 肝脏有哪些作用?

作为人体重要的"生化工厂",肝脏承担着很多重要工作。比如分泌胆汁帮助消化和吸收脂肪,代谢毒物和药物,灭活雌激素,合成很多人体必需的物质(比如蛋白质),等等。我们通过饮食摄入的营养经过肝脏的加工处理后被人体吸收利用,人体产生的大部分代谢垃圾也必须经过肝脏代谢、处理、转化才能排出体外。

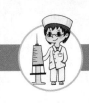

除此之外，肝脏还发挥着免疫防御功能和血液调节功能：它能吞噬、隔离和消除入侵人体的细菌及其他颗粒物质和内生的各种抗原；也能制造人体所需的凝血因子，并在需要时提供一部分血液使人体保持足够的循环血量，在凝血和抗凝两个系统的动态平衡中发挥主要调节作用。

4. 常见的肝脏疾病有哪些？

因肝脏损伤而产生的一系列的急性、慢性疾病被统称为"肝脏疾病"（简称"肝病"）。在过去的几十年里，肝病已成为世界范围内导致疾病和死亡的主要原因之一。肝病具体可以分为以下几个种类：

（1）感染性肝病

①肝炎病毒感染引起的肝病

如慢性乙肝、慢性丙肝等。

②细菌、寄生虫感染引起的肝病

细菌感染引起的肝病有肝脓肿等。寄生虫感染引起的肝病有肝吸虫病、肝包虫病等。这类肝病主要是人们食用了含有寄生虫的生冷食物引起的。

（2）非感染性肝病

①酒精性肝病、非酒精性脂肪性肝病

酒精性肝病与长期大量饮酒有关。非酒精性脂肪性肝病又称"代谢相关肝病"，现在越来越多地出现在人群中，体重超标的人容易患这类肝病。

②药物损伤因素引起的肝病

大部分的药物都要经过肝脏代谢。虽然服药多少不与药物性肝损伤完全挂钩，但人们还是应该遵医嘱用药。特别是部分体质特殊的人，这类人很容易受到药物的损害，容易引发比较严重的肝脏病变。

③遗传代谢性肝病

遗传代谢性肝病是先天基因的缺陷导致物质代谢紊乱从而引起肝脏受损或肝硬化。比如肝豆状核变性，这种肝病虽然在整个人群中分布的比例较小，但由于我国人口基数大，所以我国肝豆状核变性的患者在绝对数量上并不少。只是肝豆状核变性在发病初期容易被忽视，再加上大多数人不太了解该病，很可能延误治疗从而出现严重后果。所以这类情况也需要注意。

④自身免疫性肝病

自身免疫系统出问题之后表现在肝脏上，就会形成自身免疫性肝病。比如自身免疫性肝炎、原发性胆汁性胆管炎等。

（3）肝硬化

由于一种或多种病因长期或反复作用形成的弥漫性肝损害。在我国，大多数肝硬化是由病毒性肝炎导致的，少部分是由酒精性肝病或肝吸虫病导致的。

（4）肝脏肿瘤

包括肝脏的良性肿瘤，如血管瘤。还包括肝脏的恶性肿瘤，如原发性肝细胞癌等。

5. 什么是肝炎？

肝炎通常由许多致病因素引起，如病毒、细菌、寄生虫、毒物、药物、酒精、自身免疫因素等。这些因素可使肝脏细胞受到破坏，肝脏的功能受到损害，造成肝功能指标的异常，引起身体一系列不适症状。从发病原因来看，目前位列我国肝炎病因前五位的分别是肝炎病毒感染、脂肪肝、药物损伤、继发性肝损害和自身免疫性肝损伤。本书将肝炎病毒感染引起的肝炎称为"病毒性肝炎"；将脂肪肝、药物损伤、继发性肝损害和自身免疫性肝损伤等其他因素引起的肝炎称为"非病毒性肝炎"。

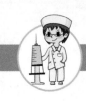

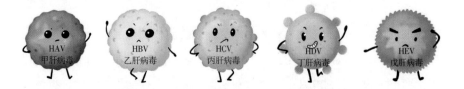

病毒性肝炎主要由以下五种肝炎病毒引起：甲肝病毒、乙肝病毒、丙肝病毒、丁肝病毒、戊肝病毒。这五种病毒感染将分别引起甲肝、乙肝、丙肝、丁肝和戊肝。

在非病毒性肝炎中，脂肪肝有非酒精性脂肪肝和酒精性脂肪肝之分，肥胖和过量饮酒等均容易引起脂肪肝；药物损伤引起的肝炎，主要是长期使用或服用中草药、抗结核药或肿瘤化疗药等导致；继发性肝损害主要由病毒（单纯疱疹病毒、风疹病毒、黄热病毒等）感染、中毒或急性心力衰竭等引起；自身免疫性肝损伤则和自身免疫系统有关，主要有自身免疫性肝炎、原发性胆汁性胆管炎和原发性硬化性胆管炎等。

世界卫生组织（WHO）发布的《2017全球肝炎报告》显示：全球有超过4亿人患有肝炎；约3.25亿人患有慢性肝炎，其中2.57亿人染有乙肝病毒，7 100万人染有丙肝病毒；每年约有134万人因病毒性肝炎死亡。WHO的统计数据还显示，仅2020年，全球新发肝癌超90万例，当中的多数肝癌是由病毒性肝炎发展而来。

据中国疾病预防控制中心（简称"中国疾控中心"）统计，我国每年因慢性病毒性肝炎死亡的人数约为38万人，且主要是由慢性病毒性肝炎导致的肝硬化和肝癌引发的。WHO公布的数据显示，全球肝癌患者一半在中国。肝癌的病死率极高，已是我国第二大肿瘤致死病因，且原发性肝癌病人几乎都经历着从肝炎、肝硬化到肝癌的"三部曲"，由此可见，要减少肝硬化和肝癌，预防和控制肝炎是根本。

6. 关于肝炎，我们存在哪些误区？

如今，肝炎已成为威胁人类健康的"无声杀手"。正确认识肝炎，做到早预防、早发现、早诊断、早治疗非常重要。因此，要谈一谈肝炎的常见误区，帮助大家正确认识肝炎，从惧怕和歧视中走出来。

有些人，一听到肝炎就瑟瑟发抖、避之不及。他们认为一旦得了肝炎，肯定就治不好了，认为所有的肝炎都会传染，而且是一不留神就会被传染，甚至还会遗传。事实真是这样吗？所有肝炎都会传染吗？所有肝炎都会遗传吗？

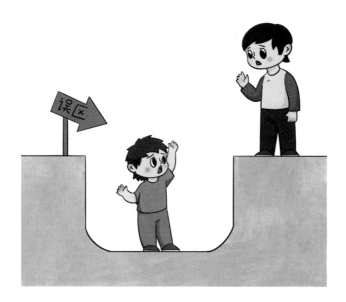

误区一：所有肝炎都具有传染性。

病毒性肝炎会传染，但非病毒性肝炎不具有传染性。

非病毒性肝炎不具有传染性。如脂肪肝、酒精性肝炎、自身免疫性肝炎、药物性肝炎等没有传染性。

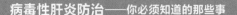

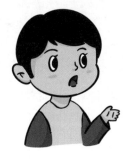

哎，今天去做体检，医生说我肝功能指标不正常。

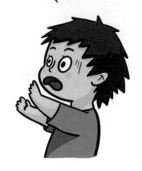

啊，你不会是得了肝炎吧？快离我远点！

病毒性肝炎才具有传染性。在五种病毒性肝炎中，甲肝病毒的传播途径主要是粪口传播。乙肝病毒的传播途径主要是血液、体液传播，母婴传播和性传播。丙肝病毒最主要的传播途径是血液传播。丁肝病毒主要经血液传播。戊肝病毒主要经粪口传播。在日常生活中，只要我们积极接种相关疫苗，注意饮食卫生，养成良好的行为习惯，就可以有效预防病毒性肝炎。

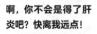误区二：病毒性肝炎不仅会传染，还会遗传。

病毒性肝炎会传染，但不会遗传。在五种病毒性肝炎中，乙肝、丙肝和丁肝等都可能会通过母婴传播传染给下一代。注意是母婴传播，不是遗传。病毒性肝炎的母婴传播通常发生在围生期（最常用的计算法是自孕28周至出生后1周），胎儿或新生儿因暴露于母血被传染；而遗传是指父母的基因遗传给婴儿，导致婴儿也有相似的基因特点。下面这个例子，就能很好地说明这两者的区别。如果女性乙肝患者做好孕前、孕期的定期监测，遵从医生指导，必要时服药阻断，新生婴儿能在出生24小时内接种乙肝疫苗、高效价乙肝免疫球蛋白，之后按计划接种，那么即使是女性乙肝患者生下的孩子也不会在出生时就患有乙肝。

误区三：厌油就是得了肝炎。

虽然肝炎的表现包括胃口不好、吃不下油腻食物，但厌油不一定全是肝炎引起的，其他很多疾病也可能出现这种症状，如急性胃炎、慢性胃炎、胃溃疡、十二指肠溃疡、胃食管反流病、胃癌等。所以厌油并不一定就是得了肝炎。

误区四：药物都"伤肝"，导致部分肝炎患者得了病也不敢吃药。

因为大部分药物需要经过肝脏代谢，部分肝炎患者担心用药会加重肝脏负担，所以即使患了疾病需要吃药，这类患者也不敢吃药。建议肝炎患者在身体出现异样时，既不要自行买药服用，也不要讳疾忌医和拒绝用药，应该到正规医院找专科医生看病，把药物的选择权交给专业医生。医生会从多方面综合考虑患者情况，给予正确的用药建议。

误区五：肝炎是不治之症。

肝炎不是不治之症，它需要人们高度重视，但也并没有那么可怕。

肝炎分急性肝炎和慢性肝炎。一般来说，急性肝炎，比如急性甲肝、

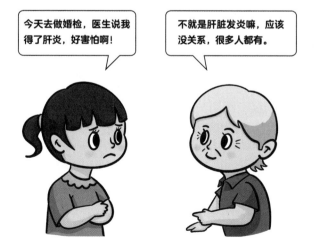

今天去做婚检，医生说我得了肝炎，好害怕啊！

不就是肝脏发炎嘛，应该没关系，很多人都有。

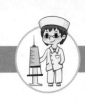

急性乙肝、急性丙肝、急性戊肝是可以治愈或临床治愈（指病人患有疾病后，经过一系列临床治疗，症状、体征全部消失，血清学、病毒学、生化学指标恢复正常）的；慢性乙肝和依附于乙肝的丁肝有一定概率可以临床治愈。虽然慢性肝炎有可能会导致肝硬化和肝癌，但通过科学合理的治疗可以控制慢性肝炎向肝硬化、肝癌进展。

值得提醒的是虽然大部分人都很重视肝炎，但仍有一些人表现得过于"淡定"。他们觉得肝炎没有什么特别的症状，既"不痛不痒"也"死不了人"，所以对此并不重视，即便觉察到了一些症状也对前往医院进行诊断治疗一拖再拖。医生常说"严重肝病都是拖出来的"，如果真到万不得已才去医院就诊，那时可能已经是重症状态了。

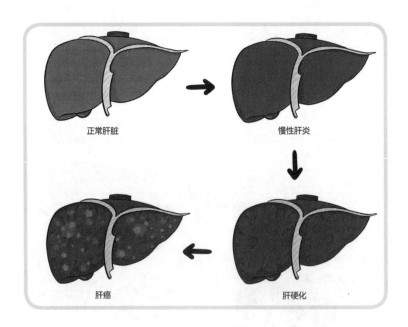

本书主要针对病毒性肝炎进行科普，如无特别说明，本书后文所提肝炎均为病毒性肝炎。

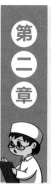

第二章

病毒性肝炎之『首』——甲肝

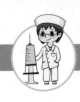
1. 甲肝是什么？家里有人得了甲肝，是不是全家都会得？

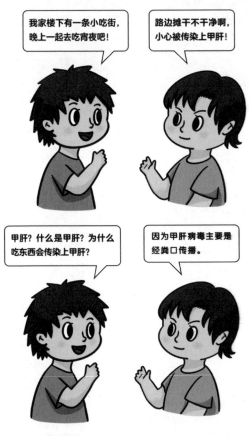

我家楼下有一条小吃街，晚上一起去吃宵夜吧！

路边摊干不干净啊，小心被传染上甲肝！

甲肝？什么是甲肝？为什么吃东西会传染上甲肝？

因为甲肝病毒主要是经粪口传播。

提到肝炎，可能大家首先想到的就是乙肝，而甲肝作为肝炎之"首"，相关知识的普及程度还有待提高。

甲肝是由甲肝病毒感染所致的病毒性肝炎，是世界性公共卫生问题。甲肝病毒主要通过粪口途径传播。甲肝的流行程度与社会经济发展、生活习惯、卫生条件和疫苗接种情况等密切相关。1988年，上海曾发生全球最大规模的甲肝暴发流行，当时有超过30万人感染甲肝病毒。最后经过流行病学调查，发现这是由食用受粪便污染的未煮熟的毛蚶引起。

抽样调查发现，当时上海市居民吃蚶率为32.1%，即700万居民中有超过220万人食用过毛蚶。那时人们习惯只将毛蚶在开水里浸一下，蘸上调料后食用。这样烹饪尽管让毛蚶味道鲜美，但水污染带来的甲肝病毒也借此得以存活并感染人体。

WHO根据甲肝流行情况将流行区分为高度、中度或低度流行区，甲肝常见于卫生条件差和卫生习惯欠佳的低收入和中等收入国家，且当地的多数儿童（约90%）在10岁前就感染甲肝病毒，多数感染儿童没有任何症状。

16

随着我国经济快速发展，人民生活条件不断改善，尤其是2007年甲肝疫苗被纳入国家计划免疫再加上之后甲肝被纳入乙类传染病管理，我国多数地区已从甲肝高度流行区转为中度或低度流行区。

（1）甲肝的传染源

甲肝的传染源主要为急性期患者和隐性感染者。甲肝潜伏期为15～45天，甲肝病毒常在患者转氨酶升高前的5~6天就存在于患者的血液和粪便中；发病2～3周，随着患者血清中特异性抗体（抗-HAV）的产生，甲肝的传染性也逐渐消失。

（2）甲肝病毒的传播途径

甲肝病毒主要经粪口途径传播，病毒随急性患者或隐性感染者的粪便排出体外，通过污染水源、食物、海产品（特别是水生贝类，如毛蚶等）、餐具等传播，然后又经口侵入人体。甲肝病毒可造成散发性流行或

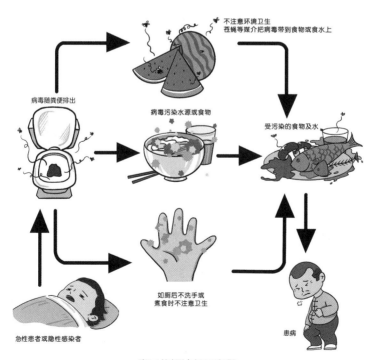

粪口传播途径示意图

17

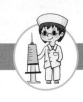

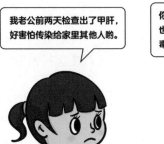

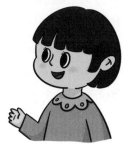

大流行；日常生活中的甲肝患者多为散发性发病，甲肝的发病率在集体单位如托幼机构，大、中、小学机构等中较高。甲肝病毒也可通过输血或注射传播，但由于甲肝病毒在血液中的持续时间较乙肝病毒短，所以此种传播途径较为少见。

如果家里有人得了甲肝，也不用担心全家都会得！只要坚持做到以下几点就可有效预防甲肝：

①坚持实行分餐制，患者的餐具要与其他家属的分开存放。

②及时对患者的餐具、生活用品进行消毒处理。

③饭前便后要用肥皂或洗手液认真洗手。

④未感染的患者家属要尽早接种甲肝疫苗。

2．听说肝炎患者皮肤会变黄，我得了甲肝会变"小黄人"吗？

正常情况下，人体的红细胞只能存活120天。被破坏的红细胞会放出血红蛋白，血红蛋白经过一系列的分解代谢后变成黄色的胆红素。一般情况下，肝脏负责代谢胆红素，使血液中的胆红素保持在正常水平。但如

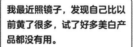

我最近照镜子，发现自己比以前黄了很多，试了好多美白产品都没有用。

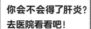

你会不会得了肝炎？去医院看看吧！

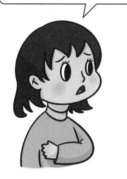

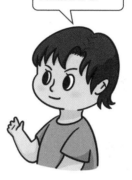

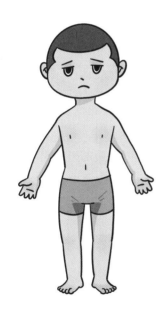

果人体感染肝炎病毒就会导致肝细胞被破坏，进而影响到胆红素的代谢，使血液中胆红素增多，这就会使人的眼睛和全身皮肤呈现出黄色。同时胆红素经尿液排出体外的情况也会增多，故会导致尿色加深。从一定程度上来说，在无其他异常、正常饮水情况下，尿的颜色越黄，说明肝细胞被破坏得越重。甲肝患者多数是无黄疸的，只有肝细胞受损害较严重时才会出现黄疸。具体表现为尿色变黄、皮肤发黄、眼睛发黄的"三黄"症状，其中皮肤发黄最容易被人察觉。因此，得了甲肝可能会变成"小黄人"。

19

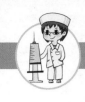
3. 甲肝患者应该去什么科就诊？如何科学就诊？

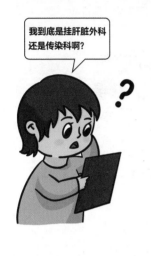

我到底是挂肝脏外科还是传染科啊？

一般优先考虑肝病科、感染科或传染科就诊。

（1）初诊患者

如果是近期体检发现甲肝相关指标异常，如甲肝抗体阳性、转氨酶增高等，建议携带体检报告及时就医。

如果存在安全用水隐患、食用不洁食物，或者虽无明确不洁饮食史但与确诊甲肝患者共同生活等危险因素，且持续几天出现发热、乏力、恶心、呕吐、食欲减退或腹胀等症状，甚至出现皮肤和眼睛变黄，应尽快就医。

（2）复诊患者

如果已经确诊甲肝，需要复诊，建议患者在复诊时携带下列资料：近期相关检查报告，如甲肝抗体、肝肾功能、血常规、腹部超声等（具体检查项目应结合实际病情需要确定）；近期用药情况（药品名称、剂量及用法等信息）；按时间先后顺序整理既往病史，如近期曾住院治疗，就诊时要携带相关出院证明。

4. 筛查甲肝一般要做哪些检查？如何初步解读检查报告？

甲肝病毒主要通过粪口途径传播，因此接触过被粪便污染的饮用水源、食物、蔬菜、玩具等的人群应该纳入甲肝筛查范围。一般需要做抗HAV-IgM、抗HAV-IgG、肝功能等检查项目。

（1）抗HAV-IgM

抗HAV-IgM是确认是否新近感染甲肝病毒的直接依据，是早期诊断甲肝最简便可靠的血清学标志。抗HAV-IgM在患者感染甲肝病毒数天后即可阳性，3~6个月才会转阴。

抗HAV-IgM

项目	结果	单位	参考值
甲肝标志物（HAV-IgM）	0.13（阴性）	S/CO	<1.00

（2）抗HAV-IgG

抗HAV-IgG的指标出现稍晚，一般在感染甲肝病毒后的2~3个月达到高峰，持续多年或终身。它属于保护性抗体，是人体对甲肝病毒具有免疫力的标志。单份血清抗HAV-IgG阳性表示受过甲肝病毒感染或甲肝疫苗接种后反应。患者如果在甲肝急性期及恢复期，双份血清抗HAV-IgG滴度有4倍以上增长，这也可以作为诊断甲肝的依据。

抗HAV-IgG

项目	结果	单位	参考值
甲肝标志物（HAV-IgG）	0.14（阳性）	S/CO	>1.00

（3）肝功能检查

肝功能检查可以辅助判断是否患有甲肝或其他肝炎。主要有三大类指标。

第一类：血清酶。

①丙氨酸氨基转移酶（ALT）：在肝细胞受到损伤时释放入血，是目前临床上反映肝细胞功能最常用的指标，它的升高提示可能有肝功能受损。

②天冬氨酸氨基转移酶（AST）：在肝细胞线粒体受损时会升高，通常与肝病的严重程度呈正相关。

③谷氨酰转肽酶（GGT）：在患有肝炎或肝癌时可显著升高，在胆管炎症、阻塞的情况下更明显。

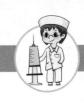

④碱性磷酸酶（ALP）：主要用于肝病和骨病的临床诊断，当肝内或肝外胆汁排泄受阻时，肝组织产生的ALP不能排出体外而回流入血，导致血清ALP升高。

第二类：血清蛋白。血清蛋白主要由白蛋白（ALB）、球蛋白（GLB）组成。患有急性肝炎（如甲肝）时，白蛋白、球蛋白变化不明显。患有慢性肝炎（中度以上）、肝硬化、重型肝炎时白蛋白会下降，球蛋白增高。

第三类：胆红素。胆红素含量是反映肝细胞损伤程度的重要指标。患有急性或慢性黄疸型肝炎时胆红素会升高，若在肝硬化基础上发生活动性炎症，胆红素也会升高且消退缓慢。

肝功能

项目	结果	单位	参考值
丙氨酸氨基转移酶	10	IU/L	<50
天冬氨酸氨基转移酶	20	IU/L	<40
碱性磷酸酶	145	IU/L	51~160
谷氨酰转肽酶	10	IU/L	<60
白蛋白	45.7	g/L	40.0~55.00
球蛋白	34.7	g/L	20.0~40.0
总胆红素	9.7	μmol/L	5.0~28.0
直接胆红素	3.0	μmol/L	<8.8
间接胆红素	6.7	μmol/L	<20

5. 得了甲肝，需要药物治疗吗？有特效药吗？

到目前为止，还没有治疗甲肝的特效药。

身体抵抗力较强的人在感染甲肝病毒后多数都能自愈，但若患者的身体抵抗力较差，甚至存在免疫缺陷，则自愈可能性很小，需要及时治疗。如需药物治疗，遵照医嘱服药即可。若出现严重的消化道症状，如恶心、呕吐等，应及时告知医生，一般合理补充液体即可。对于重型的甲肝患者，医生一般会通过合理补充新鲜血浆及凝血酶原复合物来进行治疗；同

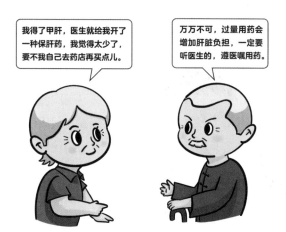

时，为促进肝细胞修复和再生，临床上也会合理使用促肝细胞生长素等药物；对于肝性脑病，医生一般会通过合理口服乳果糖，减少肠道氨的产生和吸收来辅助治疗。

切记，甲肝不能过量用药，不然会增加肝脏的负担；急性甲肝患者必要时可以适当补充维生素B、维生素C、维生素E和维生素K，搭配三磷酸腺苷等能促进能量代谢。

6. 医生说要定期复查，具体如何做？

（1）甲肝抗体阳性且肝功能正常

应定期复查随访。定期进行肝功能检查、抗HAV-IgM检查。

（2）甲肝抗体阳性且肝功能异常

甲肝患者经过治疗后症状减弱或消失，肝功能恢复正常，一般每半年或一年复查随访一次。如甲肝患者症状较重曾长期住院，则应遵医嘱定期复查，具体的复查时间主要根据病情情况进行判断。一般来说，出院一周后就需要进行第一次复查；如果病情继续好转，可以在医生的指导下逐渐延长复查的时间。除了检查抗HAV-IgM外，肝功能异常的甲肝患者还要复查肝功能指标和肝脏彩超。

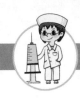

7. 治疗甲肝期间，患者在生活中需要注意的事项

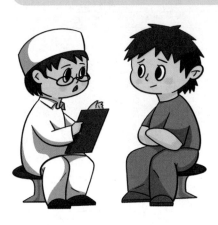

治疗甲肝期间，患者要在饮食上做好相应的调整，忌酒，不吃辛辣油腻、生冷刺激、油炸、煎炸、腌制的食物，减少饮用浓茶、咖啡、碳酸饮料；放松心情，积极配合医生治疗；适当运动、增强体质，提高个人免疫力，坚持良好的生活习惯和饮食作息。

8. 如何预防甲肝？

（1）管理传染源

隔离传染源主要是对甲肝患者进行消化道隔离，对于患者的排泄物、用过的碗筷要及时进行消毒处理。

（2）切断传播途径

粪口传播是甲肝病毒的主要传播途径，因此，生活中注意饮食卫生对预防甲肝有重要意义。在日常生活中要做到：饭前、便后要用肥皂或洗手液洗手；养成良好的饮食习惯，吃熟食，不喝生水，生吃的瓜果要洗净，不生吃或半生吃毛蚶、蛤蜊等贝类产品，日常食物一定要煮熟蒸透再食用（一般情况下，维持100℃的环境5分钟就可以使甲肝病毒失去活性）；尽量少吃外卖；在家聚餐或外出就餐时提倡分餐制、用公筷；定期对家中餐具进行消毒处理；等等。做到这些便能起到切断甲肝病毒传播途径的作用。

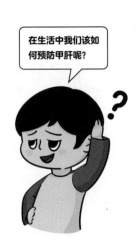

在生活中我们该如何预防甲肝呢？

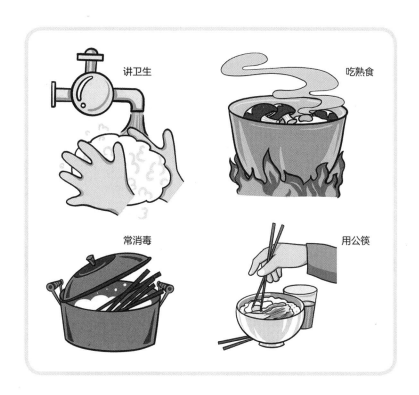

（3）保护易感人群

可以通过接种甲肝疫苗来实现更加全面有效的预防效果。目前市面上主要有甲肝减毒活疫苗和甲肝灭活疫苗两大类疫苗，其中甲肝灭活疫苗接种最多。凡是对甲肝病毒易感者，年龄在1周岁以上的儿童、成人均应接种。如有发热、急性病、进行性慢性病等情况，或为孕妇、过敏体质者等均应延缓接种甲肝疫苗。

9. 家属如何给甲肝患者提供支持？

甲肝是一种传染性疾病，很多患者可能会因此产生自卑心理，同时因担忧病情进展和对未来的影响形成负面情绪；在社会中，甲肝患者可能会遇到歧视及区别对待，他们也容易因此产生负面情绪。为了更好地保护患

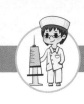

者情绪，家属作为患者最亲近的人，应做好支持者的角色。

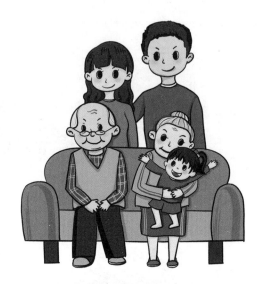

家属可以主动学习甲肝的常见知识，帮助患者正确认识甲肝；了解患者的生理和心理需求，特别是心理方面的需求，以便给予其正确、及时的帮助，但需要注意的是对患者是理解而非迁就；鼓励患者和自己一起积极配合医生，执行医生为患者制订的合理治疗方案；等等。总的说来，家属要帮助患者正确认识疾病，树立信心，让患者获得更好的治疗效果。

10. 关于甲肝，我们存在哪些误区？

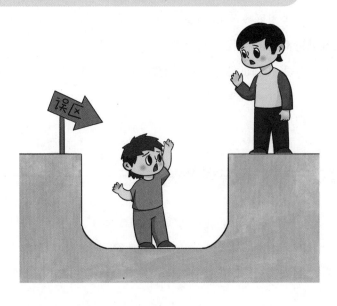

误 区一：不能和甲肝患者握手、拥抱。

甲肝病毒主要由粪口途径传播，一般的生活接触，包括握手、拥抱、一起开会等都不会传染。但和甲肝患者共用餐具，被传染的可能性会比较大。

误 区二：得了甲肝不用隔离，可以到处跑。

甲肝是乙类传染病，得了甲肝是需要隔离治疗的，隔离期间不可以到处乱跑。因为就算是在潜伏期内，甲肝患者也会大量排毒，不进行隔离治疗可能会造成甲肝的集体暴发；所以一旦感染甲肝，患者在第一时间就需要选择隔离治疗，且最少隔离21天。如确需居家隔离的，应在家严格实行分餐制。从事直接接触食品类岗位的人得了甲肝应立即调离岗位。对于甲肝患者的密切接触者，一般要求居家健康观察45天（按甲肝最长潜伏期规定）。

误 区三：检查发现抗HAV-IgG阳性，一定是得了甲肝。

抗HAV-IgG属于保护性抗体，是具有免疫力的标志。单份血清抗HAV-IgG阳性表示受过甲肝病毒感染或接种甲肝疫苗后的反应。所以，抗HAV-IgG阳性时一般不考虑是近期感染了甲肝，但必要时可前往肝病科、感染科或传染科就诊，做进一步检查、诊断。

误 区四：打了甲肝疫苗可以终身免疫。

甲肝疫苗并非打一针管一辈子。目前市面上主要有甲肝灭活疫苗和甲肝减毒活疫苗两种疫苗。

甲肝灭活疫苗：1~16岁人群需接种2针，两针的时间间隔为6个月；初次接种时年满16岁者只需注射1针。接种该类疫苗后，接种者的抗体大约可持续20年。

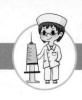

甲肝减毒活疫苗：需在18个月至2岁时接种第一针，3~5年补种加强针。这种疫苗可使接种者获得长期的持续保护。

虽然两种甲肝疫苗都可以产生长期的保护作用，但鉴于抗体的有效期还与人的体质及疫苗的有效性有关，因此，每个人接种疫苗后的有效时长不能一概而论。一般来说，在疫苗保护期内接种者就没有抗体的情况不是很常见，但可以肯定的是，接种甲肝疫苗不能使人对甲肝终身免疫。

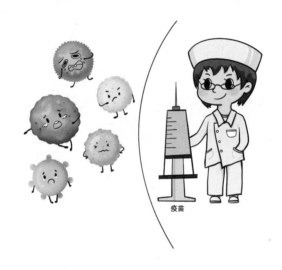

疫苗

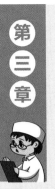

第三章

不可小觑的「二当家」——乙肝

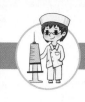
1.经常听说乙肝，它到底是个什么病？

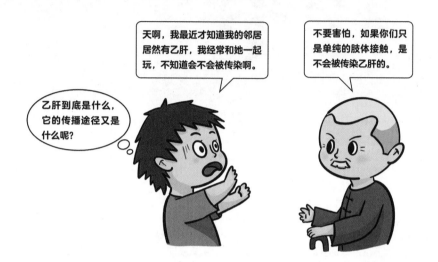

乙肝分为急性乙肝和慢性乙肝，大家通常所说的乙肝是指慢性乙肝。乙肝病毒检测为阳性，病程超过半年或发病日期不明确而临床有慢性肝炎表现，则可以诊断为慢性乙肝。

（1）乙肝的传染源

急性乙肝患者在潜伏期末及急性期能造成乙肝病毒的传播。慢性乙肝患者作为最主要的传染源，其传染乙肝的可能性与体液中乙肝病毒DNA含量呈正比关系。

（2）乙肝病毒的传播途径

①母婴传播：包括宫内传播、围生期传播、分娩后传播。宫内传播的发生可能与妊娠期胎盘轻微剥离有关。经精子或卵子传播的可能性未被证实。围生期传播是母婴传播的主要方式，婴儿因破损的皮肤或黏膜接触母血、羊水或阴道分泌物而被传染。分娩后传播主要由于母婴间密切接触发生。

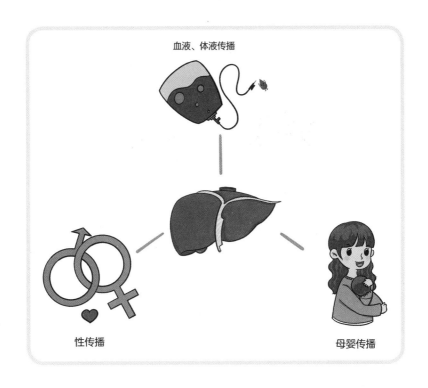

②血液、体液传播：乙肝患者的血液中乙肝病毒含量很高，微量的污染血进入人体即可造成感染，因此诸如被乙肝病毒污染的血或血制品、与乙肝患者共用剃须刀和牙刷等均可造成传播。随着一次性注射用品的普及，乙肝病毒的医源性传播（在医院检查治疗时，因使用未经严格消毒且反复使用的被乙肝病毒污染的医疗器械造成的感染）发生率已明显下降。

③性传播：与乙肝病毒感染者发生无防护的性接触，特别是有多个性伴侣者，其感染乙肝病毒的危险性增高。

2. 得了乙肝，身体会有哪些变化？

（1）慢性乙肝

根据病情可分为轻、中、重三种情形。

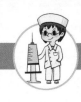
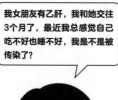

我女朋友有乙肝，我和她交往3个月了，最近我总感觉自己吃不好也睡不好，我是不是被传染了？

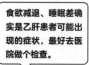

食欲减退、睡眠差确实是乙肝患者可能出现的症状，最好去医院做个检查。

①轻度：病情较轻，偶有乏力、头晕、食欲减退、厌油、尿黄、肝区不适、睡眠欠佳等症状，查体肝稍大、有轻触痛，可有轻度脾大，肝功能指标仅有一两项出现轻度异常。

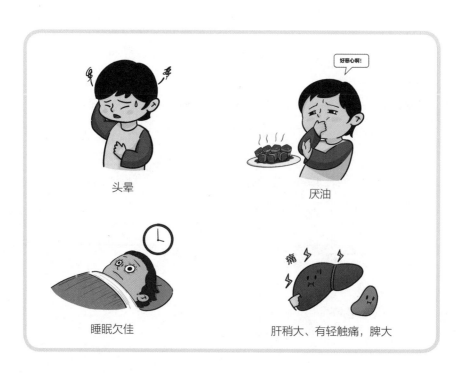

头晕

好恶心啊！

厌油

睡眠欠佳

肝稍大、有轻触痛，脾大

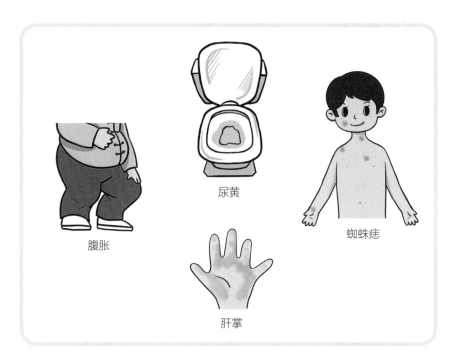

②中度：症状、体征、实验室检查居于轻度和重度之间。

③重度：有明显或持续的肝炎症状，如乏力、食欲减退、腹胀、尿黄等，面色晦暗、肝掌、蜘蛛痣、脾大，丙氨酸氨基转移酶和（或）天冬氨酸氨基转移酶反复或持续升高，白蛋白降低、球蛋白明显升高。

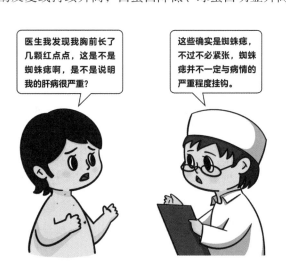

医生我发现我胸前长了几颗红点点，这是不是蜘蛛痣啊，是不是说明我的肝病很严重？

这些确实是蜘蛛痣，不过不必紧张，蜘蛛痣并不一定与病情的严重程度挂钩。

33

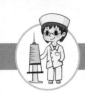
（2）急性乙肝

半年内发生的乙肝病毒感染引起的肝组织炎性病变被称为"急性乙肝"。急性乙肝临床表现有乏力、易疲劳、肝区疼痛、小腿肌肉酸痛、食欲减退，部分患者伴有发热、恶心，偶有呕吐。急性乙肝病例经早期治疗大部分可临床治愈。少数急性病例病程迁延转为慢性，或发展为肝硬化甚至肝癌，重者病情进展迅猛可发展为重型肝炎。

急性乙肝好发于反复输血的人、血液透析的人、有多个性伴侣的人和有静脉药瘾的人。

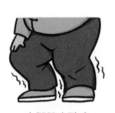
小腿肌肉酸痛

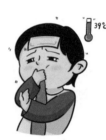
发热伴恶心

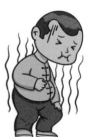
肝区疼痛

3.乙肝患者应该去什么科就诊？如何科学就诊？

当我们有乙肝相关问题需要咨询医生时，一般优先考虑肝病科、感染科或传染科，必要时可在专科医生的建议下去消化内科或肝脏外科就诊。

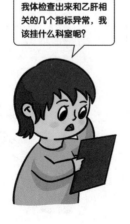
我体检查出来和乙肝相关的几个指标异常，我该挂什么科室呢？

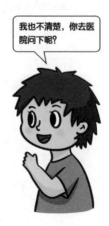
我也不清楚，你去医院问下呢？

（1）初诊患者

如果是近期体检发现乙肝相关指标异常，如乙肝抗原阳性、转氨酶增高等，建议携带体检报告及时就医。

如果反复出现乏力、头晕、食欲减退、厌食油腻、尿黄、肝区不适或轻微触痛、睡眠欠佳等不适，甚至出现面色晦暗、肝掌、胸前毛细血管扩张、蜘蛛痣、脾脏肿大等比较特异的症状，且有输血或不洁注射史、曾与乙肝病毒感染者有密切接触、家庭成员中有乙肝病毒感染者等，都要考虑得乙肝的可能，建议尽快就医。

（2）复诊患者

如果已经确诊乙肝，需要定期复诊，建议患者在复诊时携带下列资料：近期相关检查报告，如乙肝标志物检测、乙肝病毒DNA、肝肾功能、血常规、肝纤维扫描、腹部超声等（具体检查项目应结合实际病情需要确定）；近期用药情况（药品名称、用药剂量及用法等信息）；按时间先后顺序整理既往病史（既往检查报告及用药方案等），如近期曾住院治疗，就诊时要携带相关出院证明。

4.筛查乙肝一般要做哪些检查？如何初步解读检查报告？

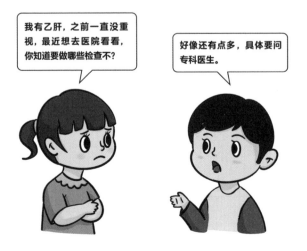

我有乙肝，之前一直没重视，最近想去医院看看，你知道要做哪些检查不？

好像还有点多，具体要问专科医生。

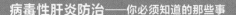

（1）当我们怀疑自己得了乙肝时，应该做哪些检查呢？

应做乙肝"两对半"——乙肝病毒清学检测。

乙肝病毒血清学标志包括乙肝表面抗原、乙肝表面抗体、乙肝e抗原、乙肝e抗体、乙肝核心抗体，乙肝表面抗原阳性表示乙肝病毒感染。

（2）若乙肝"两对半"结果显示异常，应该做哪些检查以进一步确认呢？

①乙肝病毒DNA检测。

②肝功能检查。

③肿瘤标志物检查：包括甲胎蛋白和异常凝血酶原。

④血常规检查：乙肝患者的血常规主要看三项指标，白细胞、血红蛋白、血小板。

⑤影像学检查：腹部超声，超声诊断仪肝纤维化无创诊断。除此之外，还应根据超声结果由医生判断是否需要进一步检查肝脏超声造影、上腹部增强CT、上腹部增强磁共振（MRI）等。

（3）检查报告出来了，如何初步解读呢？

①乙肝"两对半"：乙肝表面抗原阳性、乙肝e抗原阳性、乙肝核心抗体阳性，俗称"大三阳"，此阶段乙肝病毒复制水平高，表示传染性较强。

检查结果（一）

项目	结果	参考范围
乙肝表面抗原	阳性（+）	阴性
乙肝表面抗体	阴性	阴性
乙肝e抗原	阳性（+）	阴性
乙肝e抗体	阴性	阴性
乙肝核心抗体	阳性（+）	阴性

检查结果（二）

项目	结果	参考范围
乙肝表面抗原	阳性（＋）	阴性
乙肝表面抗体	阴性	阴性
乙肝e抗原	阴性	阴性
乙肝e抗体	阳性（＋）	阴性
乙肝核心抗体	阳性（＋）	阴性

乙肝表面抗原阳性、乙肝e抗体阳性、乙肝核心抗体阳性，俗称"小三阳"，此阶段乙肝病毒复制水平常常比大三阳低。

②乙肝病毒DNA检测：乙肝病毒是DNA病毒，属于嗜肝DNA病毒科，乙肝病毒DNA定性和定量检测可反映病毒复制情况或水平，主要用于乙肝病毒感染的诊断、血清乙肝病毒DNA及其水平的监测，以及抗病毒疗效评估。

项目	结果	单位	参考值
乙肝病毒DNA实时荧光检测	1.47E+02 ↑	IU/ml	<1.00E+02

当普通病毒载量检测结果提示乙肝病毒DNA定量小于1×10^2 IU/ml时，可通过检测高精度乙肝病毒病毒载量更精确地反映血清乙肝病毒DNA水平及抗病毒疗效。

③肝功能检查：包括转氨酶、胆红素、谷氨酰转肽酶、碱性磷酸酶、血清蛋白等项目，能反映肝脏代谢功能。

a.转氨酶

转氨酶通常包括丙氨酸氨基转移酶和天冬氨酸氨基转移酶，是评价肝功能最重要的指标。转氨酶上升，说明肝脏存在炎症或者存在肝细胞损坏的情况。这是目前临床上反映肝细胞功能最常用的指标。

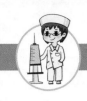

b.胆红素

该指标用于评价肝脏胆红素代谢的情况。当出现肝细胞损伤、胆管阻塞时，胆红素指标就会上升。胆红素含量是反映肝细胞损伤严重程度的重要指标。

c.谷氨酰转肽酶

谷氨酰转肽酶是一种肝脏的胆管酶。肝炎或肝癌患者的该指标可显著升高，在胆管炎症、阻塞的情况下升高得更明显。

d.碱性磷酸酶

碱性磷酸酶主要来源于肝和骨组织，儿童的碱性磷酸酶在生长发育期可明显增加。主要用于肝病和骨病的检测，当肝内或肝外胆汁排泄受阻时，肝组织产生的碱性磷酸酶不能排出体外而回流入血，导致血清碱性磷酸酶活性升高。

e.血清蛋白

血清蛋白主要由白蛋白、球蛋白组成。白蛋白是评价肝脏合成功能的指标。当肝脏的合成功能出现障碍时，白蛋白会减少。

肝功能

项目	结果	单位	参考值
丙氨酸氨基转移酶	10	IU/L	<50
天冬氨酸氨基转移酶	20	IU/L	<40
碱性磷酸酶	145	IU/L	51~160
谷氨酰转肽酶	10	IU/L	<60
白蛋白	45.7	g/L	40.0~55.00
球蛋白	34.7	g/L	20.0~40.0
总胆红素	9.7	μmol/L	5.0~28.0
直接胆红素	3.0	μmol/L	<8.8
间接胆红素	6.7	μmol/L	<20

④肿瘤标志物检查：检测甲胎蛋白、异常凝血酶原含量是筛选和早期诊断肝癌的常规方法。肝炎活动和肝细胞修复时，甲胎蛋白有不同程度的

升高，应动态观察。孕期女性的甲胎蛋白会因为胎儿发育而增高，服用抗凝药物时服药者的异常凝血酶原会有不同程度的升高，这两种情况下的检查结果都不作为肝癌筛查的参考。

甲胎蛋白

项目	结果	单位	参考值	方法学
☆甲胎蛋白	1.67	ng/ml	<7	电化学发光

异常凝血酶原

项目	结果	单位	参考值	方法学
异常凝血酶原	20.00	mAU/ml	6.00~32.50	化学发光

⑤血常规：血常规即血细胞分析。很多人都会疑惑，为什么我得的是肝病，却要查血常规。血常规是平常体检最基本的一项指标，主要包括了白细胞、血小板、红细胞、血红蛋白等。对于慢性乙肝患者，白细胞、血小板降低可反映脾功能亢进，血红蛋白明显下降可反映消化道出血。出现相关检查结果时，患者应尽早进行进一步检查，确认情况以便及时进行合理治疗。

血常规（RBC、HGB、PLT、WBC）

项目	结果	单位	参考值
☆HR*红细胞计数	5.8	10^{12}/L	4.3~5.8
☆HR*血红蛋白	176 ↑	g/L	130~175
☆HR*血小板计数	238	10^9/L	100~300
☆HR*白细胞计数	5.47	10^9/L	3.5~9.5

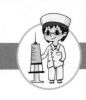
⑥影像学检查：腹部超声是目前性价比最高的影像检查之一，操作简便、直观、无创、价廉，已成为肝脏检查最常用的方法。该检查可以协助判断肝脏和脾脏的大小和形态、肝内重要血管情况、肝内有无肿瘤等。

腹部超声检查

超声所见

- 肝脏：肝脏形态未见异常，实质回声稍粗糙、欠均匀，未见占位。
- 胆道系统：胆囊大小正常，囊壁未见增厚，囊腔内未见异常回声，肝内外胆管未见扩张。
- 胰腺：胰腺形态大小正常，回声均匀，未见占位，主胰管未见增粗。
- 脾脏：脾脏形态大小未见异常，实质回声均匀，未见占位。
- 肾脏：双肾形态大小未见异常，实质回声未见异常，集合系统未见明显分离及强回声。

诊断提示

肝脏欠均匀改变：实质损害？

上腹部增强CT是肝脏病变诊断和鉴别诊断的重要影像学检查方法，用于观察肝脏形态，了解有无肝硬化，及时发现占位性病变和鉴别其性质，动态增强多期扫描对于肝细胞癌（HCC）的诊断具有高灵敏度和特异度。

上腹部增强MRI无放射性辐射，组织分辨率高，可以多方位、多序列成像，对肝脏的组织结构变化如出血坏死、脂肪变性及肝内结节的显示和分辨率优于CT和超声。动态增强多期扫描及特殊增强剂显像对鉴别良性和恶性肝内占位性病变有优势。

超声诊断仪肝纤维化无创诊断的优势在于无创、简便、快速，可以较好地反映肝脏纤维化和脂肪变的程度。肝脏纤维化程度按弹性数值分为F0、F1、F2、F3、F45这个等级，分别为：<7.3 kPa，F0~F1（无肝纤维化）；7.3~9.7 kPa，F1~F2（轻度肝纤维化）；9.7~12.4 kPa，F2~F3（中度肝纤维化）；12.4~17.5 kPa，F3~F4（重度肝纤维化）；>17.5 kPa，>F4（肝硬化）。CAP是"控制衰减指数"，数值分别对应肝脏脂肪变的4个

肝脏瞬时弹性硬度值及脂肪变检测

CAP[dB/m]		E[kPa]	
IQR	中值	中值	IQR
12			0.3
			IQR/中值
	233	**8.1**	4%

CAP值与组织病理学分期对照参考标准

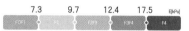

| 238 | 259 | 292 | CAP[dB/m] |

肝脏硬度值与组织病理学分期对照参考标准

| 7.3 | 9.7 | 12.4 | 17.5 | E[kPa] |

不同程度，<238 dB/m，脂肪变<11%，可以认为没有脂肪肝；238~259 dB/m，脂肪变≥11%且<34%，轻度脂肪肝；259~292 dB/m，脂肪变≥34%且<67%，中度脂肪肝；>292 dB/m，脂肪变≥67%，重度脂肪肝。

肥胖、腹水、肋间隙大小、肝脏炎症等因素可影响肝脏硬度值。

5.抗乙肝病毒的药物，都有哪些种类？

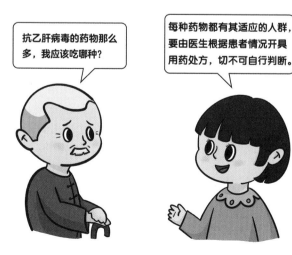

抗乙肝病毒的药物那么多，我应该吃哪种？

每种药物都有其适应的人群，要由医生根据患者情况开具用药处方，切不可自行判断。

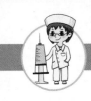

（1）核苷（酸）类药物

①恩替卡韦（ETV）：用药前后需各空腹2小时。该药抗病毒作用高效、耐药发生率极低，可作为初治患者的一线药物。该药安全性及耐受性较好，但在治疗过程中应注意乳酸酸中毒的风险。

②富马酸替诺福韦二吡呋酯片（TDF）：需与食物同时服用。该药抗病毒作用强，安全性及耐受性良好，可作为初治患者的一线药物。

对于拉米夫定、ETV、替比夫定及拉米夫定联合阿德福韦酯耐药者，TDF有较高的抗病毒疗效，可作为挽救治疗选择。长期使用者应警惕肾功能不全和低磷性骨病的发生。

③富马酸丙酚替诺福韦（TAF）：需与食物同时服用。与TDF相比，TAF在保持抗病毒疗效的同时可减轻肾脏毒性。也是目前初治患者的一线药物。

④艾米替诺福韦（TMF）：是我国首款原创口服乙肝抗病毒新药。TMF通过优化结构，使药物更容易通过肝细胞膜，保持抗病毒疗效的同时可减轻肾脏毒性，也是目前初治患者的一线药物。

⑤替比夫定（LDT）：餐前或餐后均可服用，不受进食影响。可用于妊娠妇女，但其总体耐药率偏高，并且可能出现乳酸酸中毒和重度肝肿大伴脂肪变性。目前已较少使用。

⑥拉米夫定（LAM）：餐前或餐后均可服用，耐药发生率较高。LAM耐药后的首选补救方案通常是选择其他核苷（酸）类药物联合治疗。目前已较少使用。

⑦阿德福韦酯（ADV）：餐前或餐后均可服用。该药起效时间较慢，不推荐作为初治患者的首选，但其与LAM、ETV、LDT等药物之间均无交叉耐药。长期使用者应警惕肾功能异常、低磷性骨病等。目前已较少使用。

（2）干扰素α

干扰素α已获批用于乙肝治疗多年，为长效制剂，一周给药一次。大部分患者注射前三针时会出现发热、肌肉酸痛、乏力等流感样综合征，之后症状会逐渐好转直至消失。如果反应比较重，出现骨髓抑制、精神异常、自身免疫性疾病及少见不良反应等，需立即停药。用药应在医生监测下进行，不可私自或随意用药，避免发生意外。

6.乙肝患者必须长期吃抗病毒药物吗?

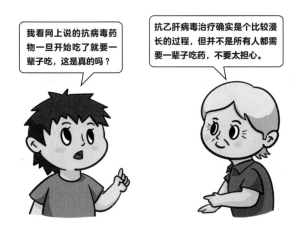

我看网上说的抗病毒药物一旦开始吃了就要一辈子吃，这是真的吗?

抗乙肝病毒治疗确实是个比较漫长的过程，但并不是所有人都需要一辈子吃药，不要太担心。

（1）需要长期吃抗病毒药物的情况

①肝功能异常，乙肝病毒DNA阳性。

②乙肝病毒DNA阳性，肝功能正常，但有肝硬化、肝癌家族史或年龄大于30岁。

③肝活体组织检查（简称"肝活检"）见肝脏有明显纤维化或肝硬化。

④腹部超声或超声诊断仪肝纤维化无创诊断的结果显示肝脏有纤维化进展倾向。

需要注意的是，一旦开始抗病毒治疗，乙肝患者不能自行停药。

（2）可暂不进行抗病毒治疗，但需定期复查的情况

①肝功能正常，无肝硬化、肝癌家族史，年龄小于30岁。

②肝脏的影像学检查结果正常，无肝纤维化或肝硬化。

③肝活检显示组织无明显改变，符合慢性轻度乙型肝炎表现。

7.慢性乙肝患者必须长期使用其他药物治疗吗？

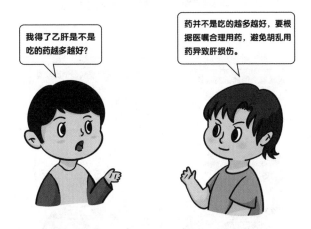

抗乙肝病毒治疗可降低慢性乙肝相关并发症的发生率，提高患者生存率，是慢性乙肝患者最重要的治疗措施。

（1）哪些患者不需要联合其他药物治疗？

肝功能、血常规、甲胎蛋白、异常凝血酶原均正常且腹部超声和超声诊断仪肝纤维化无创诊断无异常的患者，只需要根据医生的指导，使用抗乙肝病毒药物治疗即可，不需要联合其他药物治疗。

（2）哪些患者需要联合抗炎、抗氧化、保肝治疗？

对于肝组织炎症明显或肝功能指标异常的患者，可以酌情使用抗炎、抗氧化、保肝相关药物治疗。

（3）哪些患者需要联合抗纤维化治疗？

对于超声诊断仪肝纤维化无创诊断指标增高、腹部超声结果显示肝脏形态改变或损害、肝穿刺活体组织检查术显示组织有明显纤维化或肝硬化的患者可以酌情使用抗纤维化治疗。

8.使用干扰素α治疗，能彻底根治乙肝？

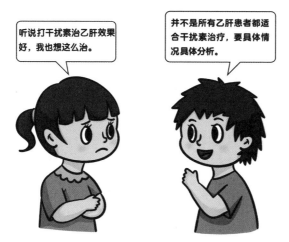

在已用核苷（酸）类药物进行抗病毒治疗的患者中选择符合条件的人群（临床上称为"优势人群"），对他们采用联合干扰素α治疗可使部分患者获得临床治愈。但临床治愈不等于根治，临床治愈后仍需定期复查防止复发。

（1）哪些乙肝患者属于可进行干扰素α治疗的人群？

①经核苷（酸）类药物抗病毒治疗后，乙肝患者的乙肝病DNA定量结果低于检测下限。

②乙肝e抗原阴转。

③乙肝表面抗原<1500 IU/ml。

满足以上3点的乙肝患者为进行干扰素α治疗的潜在优势人群。医生可结合患者意愿及身体状况考虑加用干扰素α治疗，以追求临床治愈。

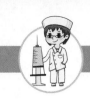
（2）干扰素α治疗有哪些禁忌证？

①绝对禁忌证：妊娠或短期内有妊娠计划，未能控制的癫痫、失代偿期肝硬化、未控制的自身免疫性疾病、严重感染、视网膜疾病、心力衰竭及慢性阻塞性肺病等疾病，具有精神病史（比如精神分裂症或严重抑郁症等）。

②相对禁忌证：患有甲状腺疾病，未控制的糖尿病、高血压、心脏病，有既往抑郁症史。

（3）干扰素α治疗的不良反应有哪些？

①流感样综合征：发热、头痛、肌痛和乏力等。

②骨髓抑制：中性粒细胞计数和（或）血小板计数减少。

③其他：自身免疫性疾病（如出现自身抗体，少数出现甲状腺疾病、糖尿病、血小板计数减少、银屑病、白斑病、类风湿关节炎、系统性红斑狼疮样综合征等），精神异常（抑郁、妄想、重度焦虑等），以及其他少见不良反应（视网膜病变、间质性肺炎、听力下降、肾脏损伤、心血管并发症等）。

9.如果乙肝进一步发展，患者会出现哪些严重的并发症？

乙肝的并发症包括肝硬化、肝癌等，发生肝衰竭时也会出现肝性脑病、肝肾综合征等并发症。

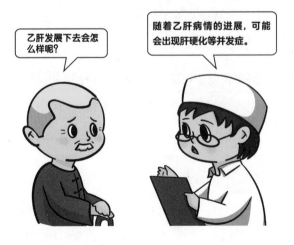

（1）肝硬化

乙肝病毒长期感染，肝脏反复损伤，会导致肝硬化。肝硬化主要分为代偿期和失代偿期。肝硬化代偿期可能没有任何症状，或者仅出现轻微的乏力、食欲减退等症状。随着病情进展，就可能转为肝硬化失代偿期，会出现腹水、下肢水肿、消化道出血等。

（2）肝癌

肝癌早期通常没有症状或者症状不典型。但当患者感受到明显不适的时候，病情大多已进入中晚期。这个时候症状主要表现为肝区疼痛，多为右上腹或中上腹持续性隐痛、胀痛或刺痛，夜间或劳累后症状加重；同时伴有消化道症状，如食欲减退、腹胀、恶心、呕吐、腹泻等。

（3）肝性脑病

肝性脑病是急性或者慢性肝病引起的中枢神经系统功能紊乱，可发生于严重的急性或慢性乙肝，表现为性格及行为改变，定时、定向力、计算力异常，严重者可出现嗜睡，甚至昏迷。

10.乙肝影响结婚和生育吗？

乙肝患者是可以结婚和生育的。育龄期及备孕期均应筛查乙肝。

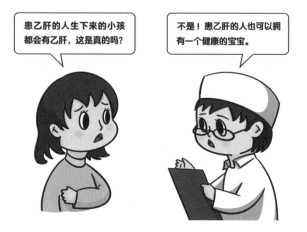

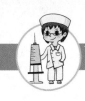

（1）男方有乙肝怎么办呢？

①备孕前查到男方有乙肝，应用核苷（酸）类药物进行抗病毒治疗。目前尚无证据表明核苷（酸）类药物抗病毒治疗对精子有不良影响，患者可在与医生充分沟通的前提下考虑生育。

②女方在无乙肝且抗体阴性时可注射乙肝疫苗进行防护，宝宝出生后只需要注射乙肝疫苗并按计划预防接种即可。

（2）女方有乙肝怎么办呢？

①患者妊娠前未用药，且妊娠前期（1~24周）肝功能正常，腹部超声、超声诊断仪肝纤维化无创诊断未发现异常，可定期到医院进行检查，采取定期观察的方式；如果患者处于妊娠中晚期且乙肝病毒DNA定量大于2×10^5IU/ml，建议患者与主治医生充分沟通，在医生的指导下，于妊娠第24～28周进行母婴阻断。

②若患者在妊娠前已用抗病毒药物，应在专科医生指导下考虑是否调整用药，然后再考虑妊娠。

③患者的宝宝在出生24小时内需要注射高效价乙肝免疫球蛋白和乙肝疫苗，之后按计划预防接种。

④妊娠前或妊娠期间开始服用抗病毒药物的慢性乙肝患者，产后应继续抗病毒治疗，并由主治医生根据病毒学应答情况，决定是继续沿用原治疗方案，还是调整治疗方案。

11.乙肝患者复诊随访，需要注意些什么？

未使用抗病毒药物治疗的患者应定期复查随访，建议每隔3~6个月复查肝肾功能、普通乙肝病毒DNA或高精度乙肝病毒DNA、乙肝"两对半"、甲胎蛋白、异常凝血酶原、超声诊断仪肝纤维化无创诊断、腹部超声等。

进行口服抗病毒药物治疗的患者建议每3个月复查一次，在医生指导下服药，不能自行停药；长期抗病毒治疗的患者，在医生指导下每3个月复查相关指标，不自行停药，不乱服损肝药物。

进行联合长效干扰素治疗的患者应每月监测肝功能、血常规，必要时检测乙肝"两对半"（HBsAg全定量）、甲状腺功能，每3个月在医生指导下复查相关指标。

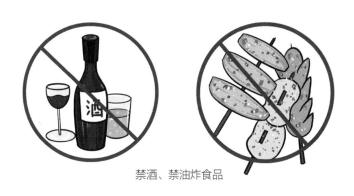

禁酒、禁油炸食品

12.乙肝患者在生活中需要注意的事项

乙肝患者机体免疫功能低下，极易被各种病毒、细菌等致病因子感染，这样会使本来已经静止或趋于痊愈的病情再度活动，甚至恶化。因此患者在饮食起居、个人卫生等方面都应加倍小心。要适当锻炼，根据天气温度变化随时增减衣服，预防感冒；在饮食方面宜食优质蛋白质含量高的食物，多吃高纤维、高维生素食物，注意硒的补充，摄入低脂肪食物和适当的糖；忌酒，少吃辛辣、油炸食品，忌盲目进补，以免损害肝脏或增加肝脏负担。

13.如何预防乙肝？

（1）管理传染源

乙肝患者应避免与他人共用牙具、剃须刀等生活用品，禁止献血、捐

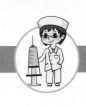
献器官和捐献精子等，需定期接受医学随访。建议乙肝患者的家庭成员积极进行如乙肝五项、乙肝病毒DNA定量等检测项目，以达到早期诊断、早期治疗、降低疾病危害的目的。

（2）切断传播途径

①血液传播：在日常生活中，需减少血液、体液暴露的机会，在进行理发、刮脸、修脚、穿刺和文身等活动时应前往正规机构，并观察相应器具是否严格消毒。

②性传播：伴侣为乙肝病毒表面抗原阳性者，应接种乙肝疫苗或在性生活中严格使用安全套；在性伴侣的健康状况不明时，应严格使用安全套，以预防乙肝病毒感染和其他血源性或性传播疾病。

③母婴传播：具体措施请见前文，此处不再赘述。

（3）保护易感人群

接种乙肝疫苗是预防乙肝病毒感染最有效的方法。乙肝疫苗接种对象主要是新生儿，其次为婴幼儿，15岁以下未免疫人群和高危人群。高危人群是指有注射毒品史的人，应用免疫抑制剂治疗的患者，有输血史或接受血液透析治疗的患者，丙肝患者，艾滋病病毒感染者，乙肝患者的家庭成员，有接触血液或体液职业危险的卫生保健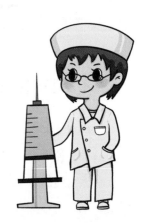人员和公共安全工作人员，囚犯，以及未接种乙肝疫苗的糖尿病患者等。

14.家属如何给乙肝患者提供支持？

乙肝作为一种慢性疾病，治疗过程可能会漫长而复杂。在这一过程中，患者会面临一定的压力。另外由于社会上部分人对乙肝存在误解，可能导致乙肝患者面临压力。这些可能使他们产生负面情绪。因此家属的支持，对于乙肝患者格外重要。

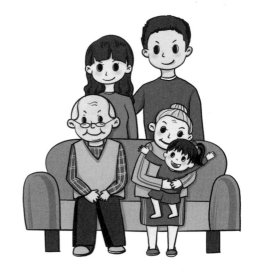

在治疗上，家属应仔细了解患者的病情，以便配合医生制订治疗方案；认真参与患者日常的疾病管理，如叮嘱患者定期复查、定期复诊、遵医嘱用药等，敦促患者规范治疗。

在生活上，家属应督促和协助患者养成良好的生活习惯，如规律生活、保证睡眠、劳逸结合、心情平和。俗话说，肝病"三分治七分养"，只有长期保持良好的生活习惯，才有可能使患者的病情处于长期稳定。

在心理上，家属应该保持积极乐观的心态，给予患者心理上的安慰，帮助患者树立对生活的信心，克服在治疗过程中出现的消极被动心理。

15.关于乙肝，我们存在哪些误区？

误 区一：乙肝会遗传。

乙肝不会遗传给下一代，但可能会传染给下一代。遗传疾病是指通过父母携带的某种致病基因传给下一代的疾病，而乙肝是由乙肝病毒感染引起的病毒性肝炎。虽然乙肝患者可将乙肝病毒传染给下一代，但这并不是遗传导致的。

误 区二：小三阳比大三阳严重。

小三阳和大三阳只是反映乙肝病毒感染的状态，并不能反映病情严

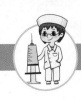

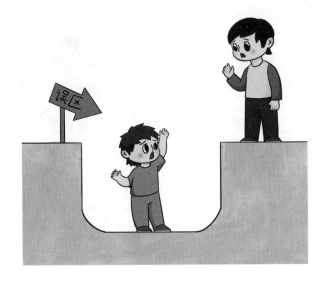

重程度。评估乙肝患者的病情，需要结合其他检查结果才能进行。相对来说，大三阳患者的病毒含量会更高一些，传染性也会更强一些。

误区三：得了乙肝只要转氨酶不高，就没事。

转氨酶是能提示肝脏功能好坏的一项指标，但不能将它作为唯一的判断依据。因此乙肝患者不能因为自己的转氨酶不高就认为自己病情较轻。

误区四：乙肝患者只表现出转氨酶水平高，只需要保肝降酶，不用抗病毒治疗。

乙肝患者如果只表现出转氨酶水平高，也需要抗病毒治疗。这类患者如果只进行保肝降酶治疗或许能使部分患者的病情在一定时期内得到缓解，但其病情并没有从根本上得到缓解。因此，如果适合进行抗病毒治疗，患者就不应主观地排斥抗病毒治疗方案，应积极配合医生治疗。

误区五："保肝药"用得越多越好。

有些乙肝患者病急乱投医，吃很多所谓的"保肝药"，甚至还要吃各种保健品或偏方。其实这样有百害而无一利。因为很多"保肝药"都是通过肝脏代谢的,过多服用只会加重肝脏的负担。

乙肝的根本病因是乙肝病毒,所以抗病毒治疗才是对症治疗,才是治疗的关键。

误区六:不能彻底清除乙肝病毒的治疗就是无效治疗。

治疗乙肝的目标是持续抑制乙肝病毒复制,延缓乙肝进展成肝硬化、肝癌等。对乙肝患者而言,这类治疗有利减轻肝脏的炎症病变,改善肝功能,延缓肝脏的纤维化、肝硬化等进程。所以即使不能彻底清除乙肝病毒,这种治疗也不是无效治疗。

误区七:得了乙肝,一定会发展成肝癌。

大量的临床和流行病学调查结果表明,从乙肝发展为肝癌,影响因素十分复杂,是多种因素长期相互作用导致的结果。因此患者对乙肝和肝癌的关系要有正确的认识,同时积极接受治疗。

误区八:针对乙肝的新药、新疗法一定是最好的。

部分患者整天醉心于寻找针对乙肝的新药、新疗法,但对于目前临床已经证明有效的治疗措施却相对忽视,严重者甚至只想接受新药、新疗法,不愿意接受最基本的治疗措施。例如,对于即将上市的一些治疗药物特别关心,但是对目前已经在临床上使用并证明有效的药物则一概不用,只等着新的治疗药物和新的治疗方法。

乙肝患者对新药和新疗法的渴望是完全可以理解的。科学技术的进步确实是找到根治乙肝方法的唯一正确途径。但部分乙肝患者完全寄希望于新药、新疗法,忽视目前的药物、治疗方法,这种做法是完全不可取的。这会错过最佳治疗时机,导致患者的病情难以控制。

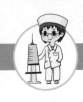

误 区九：乙肝患者不能吃"发物"。

是不是要忌口，怎样忌口，这是乙肝患者面临的一个重要问题。有些患者说，"他们"说的不能吃"发物"及姜、辣椒等食物。这些错误的认知，对患者保持身体健康是不利的。乙肝患者最需要忌口的就是啤酒、白酒等一切含酒精的饮料，除此之外保持清淡饮食、均衡饮食即可。

误 区十：为达到临床治愈，部分乙肝患者使尽浑身解数。

因乙肝患者人数较多，所以这一点在乙肝患者中表现较为突出。前文已述，部分符合条件的乙肝患者采用长效干扰素治疗后能实现临床治愈，所以有一些乙肝患者为了达到临床治愈的目的，不顾自身条件是否达标，甚至不惜一切代价也要采用这种疗法。患者想要治愈疾病的这种心情是完全可以理解的，但是，盲目、过度治疗不仅不能使自己的病情得到缓解，很可能还会出现有害的结果，所以乙肝患者务必要听从医生的指导进行治疗。

第四章

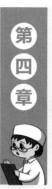

沉默的「狙击手」——丙肝

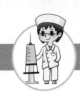
1.丙肝是什么病？它会不会传染？

丙肝是指丙型病毒性肝炎，是一种由丙型肝炎病毒感染引起的肝脏疾病，属于传染性疾病。

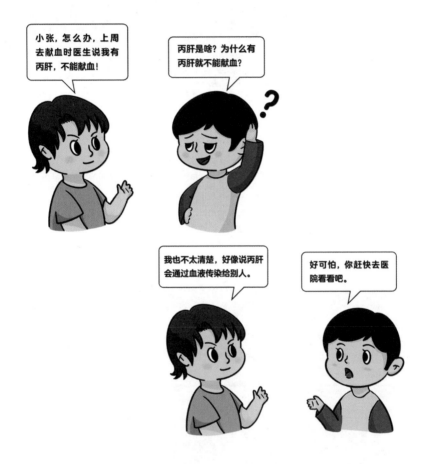

在大多数人的印象里，危害健康，引起肝硬化、肝癌等疾病的只有乙肝，很多人都不知道可能导致上述情况的还有丙肝。

甚至绝大部分感染者不知道自己得了丙肝——丙肝隐蔽性极强！丙肝是个不动声色的沉默"狙击手"，可导致肝脏的慢性炎症、纤维化，肝硬化，肝癌。通常感染丙肝病毒后，只有20%~50%的感染者可以自发清除病

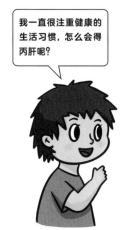
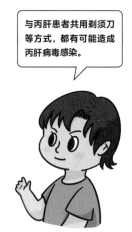

毒，余下的感染者会转为慢性肝炎患者。

目前我国丙肝病毒的传播途径主要有血液传播、性传播、母婴传播。其中血液传播是最主要的途径，性传播和母婴传播的概率相对较低。

（1）血液传播

输血和血制品造成的传播，在1993年以前是我国丙肝病毒最主要的传播方式。具体途径包括经输血、血制品和单采血浆回输血细胞等。

经破损的皮肤和黏膜传播，这是目前的主要传播方式。使用非一次性注射器或针头，使用未经严格消毒的牙科器械、内镜等医疗器具进行侵袭性操作或针刺等，共用剃须刀、牙刷等生活用品，使用未经严格消毒的器具进行修足、文身和穿耳洞等活动。这些都可能造成丙肝病毒传播。静脉药瘾者共用注射器和不安全注射是目前丙肝病毒新发感染最主要的传播方式。

（2）性传播

与丙肝病毒感染者发生性行为的人，有多个性伴侣的人感染丙肝病毒的概率较高。同时伴有其他性传播疾病的人，特别是艾滋病患者，感染丙肝病毒的概率更高。

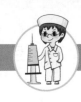

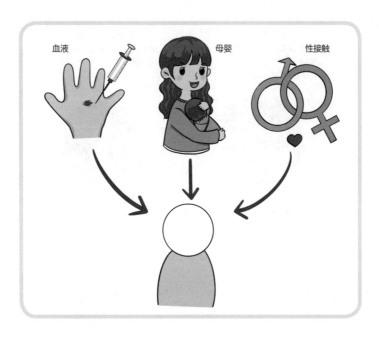

（3）母婴传播

丙肝抗体阳性的母亲将丙肝病毒传播给新生儿的概率为2%，丙肝病毒RNA阳性的母亲在分娩时将丙肝病毒传播给新生儿的概率为4%~7%。阴道分娩相比剖宫产并不增加传播的概率，丙肝病毒RNA高载量可能增加传播的概率。

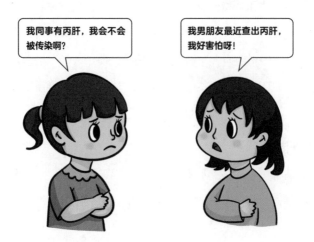

与丙肝患者常规的生活接触，包括拥抱、共用餐具和水杯等，只要是无皮肤破损及其他血液暴露的接触一般不传播丙肝病毒。

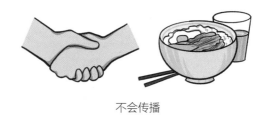

不会传播

2.为什么说丙肝是沉默的"狙击手"？

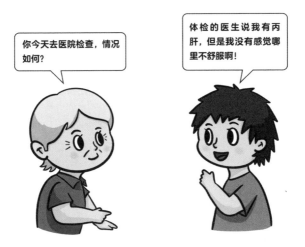

你今天去医院检查，情况如何？

体检的医生说我有丙肝，但是我没有感觉哪里不舒服啊！

丙肝漏诊率极高，因为丙肝病毒隐蔽性极强，可在人体内潜伏10年~20年。在感染丙肝病毒的初期至中期，患者通常没有明显的征兆。患者往往是在健康体检或者因其他疾病检查时发现感染丙肝病毒，部分患者甚至是在发展成肝硬化或者肝癌时才发现患有丙肝。

急性丙肝的症状表现一般较轻，多数患者无明显症状，超过50%的急性丙肝会转为慢性丙肝。不少患者在发现丙肝抗体阳性时已经转为慢性丙

59

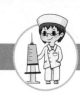
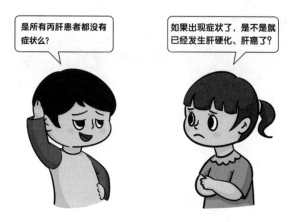

肝。慢性丙肝的症状有乏力、食欲减退、厌油、恶心、肝区不适、腹胀等，少数伴有低热、轻度肝肿大，部分患者会出现脾大，少数患者会出现黄疸。总的来讲丙肝症状不典型。

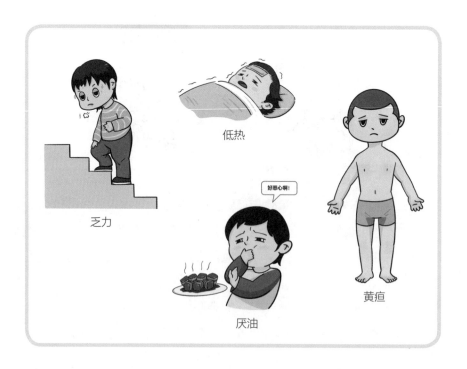

3.丙肝患者应该去什么科就诊？如何科学就诊？

一般优先考虑肝病科、感染科或传染科就诊，必要时可在专科医生的建议下前往消化内科或者肝脏外科就诊。

（1）初诊患者

如果近期体检发现丙肝相关指标异常，如丙肝抗体阳性、转氨酶增高等，建议携带体检报告及时就医。

如果出现全身乏力、食欲下降、恶心、腹胀、右上腹疼痛等不适，甚至出现低热、肝肿大、脾大等症状，且接受过输血或血制品、器官移植等治疗手段，使用过公用或非一次性注射器，有文身、文眉、密切接触过丙肝确诊患者等经历，建议尽快就医。

（2）复诊患者

如果已经确诊丙肝，需要定期复诊，建议患者在复诊时携带下列资料：近期相关检查报告，如丙肝病毒RNA定量、丙肝病毒基因型、肝肾功能、血常规、腹部超声或CT等（具体检查项目应结合实际病情需要确定）；近期用药情况（药品名称、剂量及用法等信息）；按时间先后顺序整理病史，如近期曾住院治疗，就诊时要携带相关出院证明。

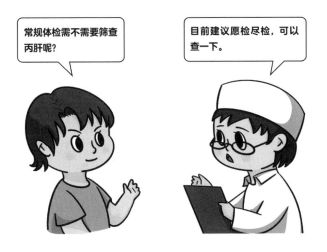

常规体检需不需要筛查丙肝呢？

目前建议愿检尽检，可以查一下。

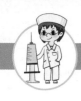
4. 丙肝的高危人群有哪些？

丙肝的高危人群有以下7类，建议这些人要尽早去做检查。

①存在职业暴露风险的人群，如：医务工作者。

②接受器官移植、骨髓移植、血液透析治疗者，静脉使用毒品者等。

③丙肝患者的性伴侣及家庭成员。

④艾滋病病毒感染者及其性伴侣。

⑤在皮肤或黏膜破损的情况下，接触被丙肝病毒污染的血液者。

⑥有输血或应用血制品者。

⑦有文身、文眉、针灸、穿耳洞等经历者。

5. 筛查丙肝一般要做哪些检查？如何初步解读检查报告？

可以通过抽血化验丙肝抗体筛查是否感染丙肝病毒。

（1）发现丙肝抗体阳性就是得丙肝了吗？

丙肝抗体阳性不一定就是丙肝，还需要进一步检查丙肝病毒RNA定量——这是病毒复制和感染的直接标志，才能判断是否被传染丙肝。确诊患有丙肝后，患者还需要进行其他检查来帮助医生评估其具体病情。

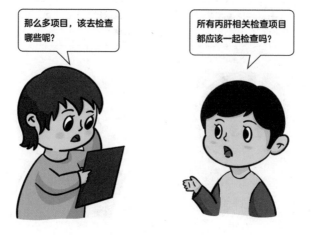

那么多项目，该去检查哪些呢？

所有丙肝相关检查项目都应该一起检查吗？

（2）"抗-HCV"检测是什么？

抗-HCV即丙肝抗体，它不是保护性抗体，是感染丙肝的标志，它分为抗HCV-IgM和抗HCV-IgG。抗HCV-IgM阳性提示现在感染丙肝。抗HCV-IgM的检测受较多因素的影响，稳定性不如抗HCV-IgG。抗HCV-IgG阳性提示现症感染或既往感染。一些血液透析、艾滋病和自身免疫性疾病患者可能出现丙肝抗体假阳性，因此需要丙肝病毒RNA（简称"HCV RNA"）定量检测来明确其是否患有丙肝。进行抗-HCV检查时受检者是不需要空腹的。

丙肝抗体

项目	结果	单位	参考值	标志
丙肝抗体（电化学发光）	0.038	COI	0~0.9	阴性

（3）HCV RNA定量检测是什么？

HCV RNA定量检测又称"高精度HCV病毒载量分析"。HCV RNA阳性是病毒感染和复制的直接标志。丙肝抗体阳性的人，需要通过HCV RNA定量检测确证其为丙肝病毒持续感染者。可根据HCV RNA定量检测的结果，了解病毒复制程度、进行抗病毒治疗的药物选择及疗效评估等。丙肝病毒载量的高低与疾病的严重程度和疾病的进展并无绝对相关性。进行HCV RNA定量检测时受检者是不需要空腹的。

HCV RNA

项目	结果	单位	参考值	标志
高精度HCV病毒载量分析	扩增阴性	IU/ml	扩增阴性	z

（4）如何看懂HCV RNA定量检测结果？

HCV RNA定量检测的结果主要分为3种，第一种结果是"扩增阴性"，表示未检测出病毒。第2种结果是"阳性，<15 IU/ml"，表示检测出了病毒，但病毒载量低于检测下限，也就是有丙肝病毒，但小于15 IU/ml。第3种结果是一个数值，如"8.24E+3 IU/ml"，表示病毒载量为8.24×10^3 IU/ml，也

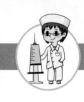
就是8240 IU/ml，也表示阳性。

（5）丙肝病毒基因测序分型是什么？

丙肝病毒基因测序分型结果可以帮助判定治疗的难易程度及制订抗病毒治疗的个体化方案。进行丙肝病毒基因测序分型检查时，受检者是不需要空腹的。

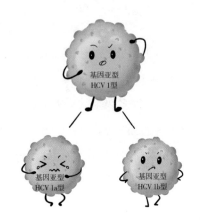

目前丙肝病毒基因分型方法较多，其中Simmonds分型法应用最为广泛。该分型法将丙肝病毒基因型分为6个型，用"1"到"6"的阿拉伯数字来表示，每个型又有若干个亚型，通过在阿拉伯数字后添加英文字母"a""b""c"等来表示。例："1b"型。

HCV病毒基因测序分型

项目	结果
HCV病毒基因型	1b

（6）血常规是什么？为什么要做这项检查？

①什么是血常规

血常规又称"血细胞分析"，是平常体检中最基本的一项检查，主要包括白细胞、血小板、红细胞、血红蛋白等指标。

②为什么要做这项检查？

一是在丙肝病毒急性感染期，患者可能会出现病毒感染非特异性指标变化，血常规检查可以间接反映病毒感染情况。二是在治疗期间，丙肝患者需要使用抗病毒药物，部分药物可能会对血细胞造成损伤，血常规检查可以帮助医生判断丙肝患者是否存在血细胞损伤。三是当丙肝进展到肝硬化期，患者容易出现三系（红细胞、白细胞、血小板）降低表现，需要观察血常规变化。

血常规（RBC、HGB、PLT、WBC）

项目	结果	单位	参考值
☆HR*红细胞计数	5.8	10^12/L	4.3-5.8
☆HR*血红蛋白	176 ↑	g/L	130-175
☆HR*血小板计数	238	10^9/L	100-300
☆HR*白细胞计数	5.47	10^9/L	3.5-9.5

（7）肝功能检查

肝功能检查是反应肝脏功能代谢的项目，包括转氨酶、胆红素、谷氨酰转肽酶、碱性磷酸酶、血清蛋白等指标。进行肝功能检查时，受检者是需要空腹的。

①转氨酶：转氨酶通常包括丙氨酸氨基转移酶和天冬氨酸氨基转移酶，是评价肝功能的重要指标，也是目前临床上反映肝细胞功能最常用的指标。转氨酶上升，说明肝脏存在炎症或者存在肝细胞损坏的情况。

②胆红素：该指标用于评价肝脏胆红素代谢的情况。当出现肝细胞损伤、胆管阻塞时，胆红素指标就会上升。胆红素含量是反映肝细胞损伤严重程度的重要指标。

肝功能

项目	结果	单位	参考值
丙氨酸氨基转移酶	10	IU/L	<50
天冬氨酸氨基转移酶	20	IU/L	<40
碱性磷酸酶	145	IU/L	51~160
谷氨酰转肽酶	10	IU/L	<60
白蛋白	45.7	g/L	40.0~55.00
球蛋白	34.7	g/L	20.0~40.0
总胆红素	9.7	μmol/L	5.0~28.0
直接胆红素	3.0	μmol/L	<8.8
间接胆红素	6.7	μmol/L	<20

③谷氨酰转肽酶：这是一种肝脏的胆管酶，肝炎或肝癌患者的这项指标可显著升高，在胆管炎症、阻塞的情况下会升高得更明显。

④碱性磷酸酶：碱性磷酸酶主要来源于肝和骨组织，主要用于肝病和骨病的检测。当肝内或肝外胆汁排泄受阻时，肝组织产生的碱性磷酸酶不能排出体外而回流入血，导致血清碱性磷酸酶活性升高。

⑤血清蛋白：血清蛋白主要由白蛋白、球蛋白组成。白蛋白是评价肝脏合成功能的指标。当肝脏的合成功能出现障碍时，白蛋白会减少。

（8）检查甲胎蛋白、异常凝血酶原是为什么？

检测甲胎蛋白、异常凝血酶原含量是筛选和早期诊断肝癌常规方法。肝炎活动和肝细胞修复时甲胎蛋白有不同程度的升高，应动态观察。孕期女性的甲胎蛋白会有所升高，此时的甲胎蛋白检测结果不作为肝癌筛查参考；在服用抗凝药物时，患者的异常凝血酶原有不同程度的升高，此时的检查结果也不作为肝癌筛查参考。进行甲胎蛋白检查时，受检者是不需要空腹的；但进行异常凝血酶原检查时，受检者需要空腹。

甲胎蛋白

项目	结果	单位	参考值	方法学
☆甲胎蛋白	1.67	ng/ml	<7	电化学发光

异常凝血酶原

项目	结果	单位	参考值	方法学
异常凝血酶原	20.00	mAU/ml	6.0～32.50	化学发光

（9）腹部超声有什么意义？

腹部超声是目前性价比最高的影像检查之一，操作简便、直观、无创、价廉。腹部超声已成为肝脏检查常用的方法，可以协助判断肝脏和脾脏的大小和形态、肝内重要血管情况、肝内有无占位性病变等。进行腹部超声检查时，受检者是需要空腹的。

腹部超声检查

超声所见

🫀 肝脏：肝脏形态未见异常，实质回声稍粗糙、欠均匀，未见占位。

🫘 胆道系统：胆囊大小正常，囊壁未见增厚，囊腔内未见异常回声，肝内外胆管未见扩张。

🫓 胰腺：胰腺形态大小正常，回声均匀，未见占位，主胰管未见增粗。

🫘 脾脏：脾脏形态大小未见异常，实质回声均匀，未见占位。

🫘 肾脏：双肾形态大小未见异常，实质回声未见异常，集合系统未见明显分离及强回声。

诊断提示

🫀 肝脏欠均匀改变：实质损害？

（10）肝脏弹性测定是什么？

该项检查又被称为"超声诊断仪肝纤维化无创诊断"，它的优势在于无创、简便、快速，不受进食影响，可以较好地反映肝脏纤维化和脂肪变的程度。肥胖、腹水、肋间隙大小、肝脏炎症等因素可影响肝脏硬度值。

①如何读懂表示肝脏纤维化程度的报告？肝脏纤维化程度按弹性数值

肝脏瞬时弹性硬度值及脂肪变检测

CAP[dB/m]		E[kPa]	
IQR	中值	中值	IQR
12			0.3
	233	**8.1**	IQR/中值
			4%

CAP值与组织病理学分期对照参考标准

238	259	292	CAP[dB/m]
脂肪变<10%	脂肪变≥21%	脂肪变≥34%	脂肪变>67%

肝脏硬度值与组织病理学分期对照参考标准

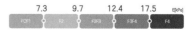

	7.3	9.7	12.4	17.5	E[kPa]
F0F1		F2	F2F3	F3F4	F4

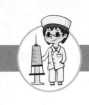

分为F0、F1、F2、F3、F4，共5个等级，分别为：<7.3 kPa，F0~F1（无肝纤维化）；7.3~9.7 kPa，F1~F2（轻度肝纤维化）；9.7~12.4 kPa，F2~F3（中度肝纤维化）；12.4~17.5 kPa，F3~F4（重度肝纤维化）；>17.5 kPa，>F4（肝硬化）。

②如何读懂表示肝脏脂肪变的程度的报告？肝脏脂肪变的程度分成4个层次：<238 dB/m，脂肪变<11%，可认为没有脂肪肝；238~259 dB/m，脂肪变≥11%且<34%，轻度脂肪肝；259~292 dB/m，脂肪变≥34%且<67%，中度脂肪肝；>292 dB/m，脂肪变≥67%，重度脂肪肝。

（11）CT在肝脏病变诊断中的作用

CT是肝脏病变诊断的重要影像学检查方法，用于观察肝脏形态，了解有无肝硬化，及时发现占位性病变和鉴别其性质。

（12）上腹部增强MRI的作用

这种检查无放射性辐射，组织分辨率高，可以多方位、多序列成像，对肝脏的组织结构变化如出血坏死、脂肪变性及肝内结节的显示和分辨率优于CT和超声。动态增强多期扫描及特殊增强剂显像在鉴别良性和恶性肝内占位性病变方面优于CT。

6. 丙肝会引起其他疾病吗？

丙肝的肝内并发症主要有肝硬化、肝癌。肝外并发症包括甲状腺功能亢进、糖尿病、胆管炎、肾小球肾炎等。下面主要讲解大家比较关心的肝硬化和肝癌。

丙肝病毒长期感染，使肝脏反复损伤会导致肝硬化。肝硬化主要分为代偿期和失代偿期。肝硬化代偿期可能没有任何症状，或者仅出现轻微的乏力、食欲减退等症状。随着病情进展，就可能进入肝硬化失代偿期，会出现腹水、下肢水肿、消化道出血甚至行为意识错乱等。

肝癌包括原发性肝癌、转移性肝癌。日常说的肝癌多指原发性肝癌，是我国常见的恶性肿瘤之一。原发性肝癌多数继发于肝硬化，因此患者可能存在腹水、黄疸、脾大等肝硬化的典型体征。甲胎蛋白、异常凝血酶原可以更好地辅助早期肝癌的诊断。

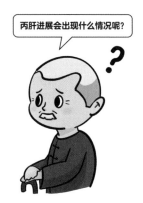

丙肝进展会出现什么情况呢？

7. 丙肝影响结婚和生育吗？

丙肝患者是可以结婚和生育的。如果已经检查出丙肝抗体阳性，并且是HCV RNA阳性的情况，该丙肝患者就具有传染性，有传染给伴侣的可能。若患者为女性，那丙肝病毒还有通过母婴垂直传播给孩子的可能。所以建议育龄期备孕女性进行丙肝抗体筛查，如丙肝抗体阳性，则应检测HCV RNA，如这个结果为阳性，应尽快进行治疗，治愈后再考虑怀孕。若患者在妊娠期间发现丙肝病毒感染，则需及时向医生咨询是否可以继续妊娠，如果医生认为可以继续妊娠，患者应在妊娠期间遵从医嘱并且应在分娩并停止哺乳后再进行丙肝的抗病毒治疗。对新生儿应进行丙肝筛查。

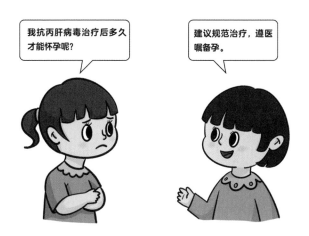

我抗丙肝病毒治疗后多久才能怀孕呢？

建议规范治疗，遵医嘱备孕。

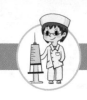
8. 得了丙肝，是否一定需要治疗？

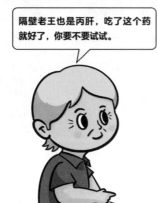

隔壁老王也是丙肝，吃了这个药就好了，你要不要试试。

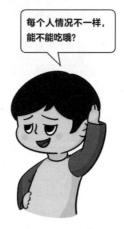

每个人情况不一样，能不能吃哦？

　　不是所有丙肝抗体阳性的人都需要治疗。检查发现丙肝抗体阳性时，大家不必慌张。这只能说明本身感染过丙肝病毒，体内是否有丙肝病毒还需要进行HCV RNA测定。如果只是查出丙肝抗体阳性，且HCV RNA阴性，一般不需要治疗。如果HCV RNA阳性，则需要接受抗病毒治疗。丙肝患者一定要重视治疗，一定要认识到如果放任不管，造成丙肝病毒长期感染，使肝脏长期受损可能会逐渐引起肝硬化、腹水、肝癌。

　　抗丙肝病毒治疗的目标是通过抗病毒治疗来清除或减轻丙肝相关肝损害，阻止进展为肝硬化或肝癌，提高患者的长期生存率，改善患者的生活质量。其中进展期肝纤维化及肝硬化的患者通过清除丙肝病

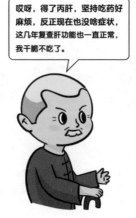

哎呀，得了丙肝，坚持吃药好麻烦，反正现在也没啥症状，这几年复查肝功能也一直正常，我干脆不吃了。

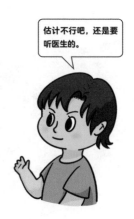

估计不行吧，还是要听医生的。

毒可减少肝硬化失代偿的概率，可降低发生肝癌的概率，但患者仍需要遵循医嘱，做好长期监测。失代偿期肝硬化患者通过清除丙肝病毒有可能减少肝移植的概率。肝移植患者移植前进行抗病毒治疗可改善移植前的肝功能及预防移植后再感染丙肝病毒，移植后进行抗病毒治疗可提高生存率。

9. 治疗丙肝应如何用药？

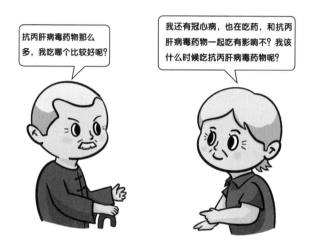

在过去，丙肝需要使用干扰素联合利巴韦林来进行长期治疗，但这种疗法不仅效果欠佳，而且副作用还很大，对患者的日常生活会造成较大的影响。随着直接抗病毒药物的出现，丙肝治疗终于不需要依靠干扰素，进入了相对简便的时代。

目前，在国际上已经获批准的直接抗病毒药物中主要分为泛基因型药物和基因型特异性药物。泛基因型药物是指对丙肝病毒1—6基因型感染的患者均有效的药物。基因型特异性药物是对某个亚型或者某几个亚型感染的患者有效的药物。

现实中，很多人认为新药就是好药，贵药就是好药，这有一定的道

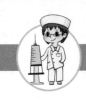
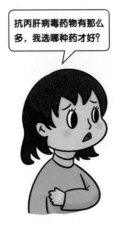

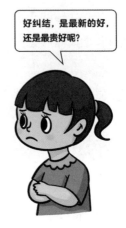

理，但不够全面。毕竟临床上有不少药，价格便宜，疗效确切，几十年经久不衰。如果一定要给"好药"下定义的话，笔者认为应该是能治病的，副作用小的，价格相对较低的药才是好药。

丙肝的选药也是一样的道理，选择一个抗病毒效果确切，副作用相对较小，价格能让患者接受的用药方案才是好方案。另外，在选药上注重个体化也很重要。因为每个人在年龄、性别、有无肝硬化、有无基础病、有无合并用药等方面存在很大差异，所以丙肝的选药必须要考虑这些具体

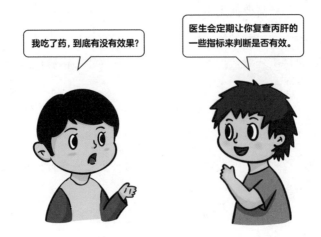

因素。患者应牢记，不是说有哪一种药物好到可以适用于所有人，要根据医生依据患者自身病情制订的专业的个体化方案用药，且不可自作主张停药、换药。

现在，在丙肝治疗中最常使用的为直接抗病毒药物。它可作用于丙肝病毒复制的各个环节。目前主要是依靠检测HCV RNA定量来判断病毒复制情况，借此判断治疗效果。如果HCV RNA定量下降或者检测不到了，说明抗病毒治疗有效。

患者不可因为一时取得了治疗效果就自行停药。一般来说，丙肝的治疗时间为12周。如果丙肝已经引起了肝硬化，某些方案的治疗时间需延长为24周。不少患者在用药4周后就检测不到丙肝病毒了，这表示治疗有效，患者在此时不可轻易自行停药，仍然要按已确定的疗程服药，巩固治疗效果。患者如果自行停药，容易引起HCV RNA反弹。

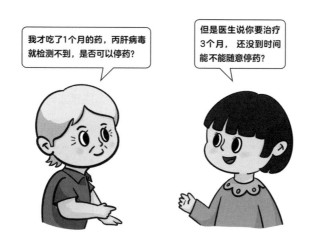

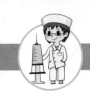

10. 得了丙肝，多久复查一次比较合适？

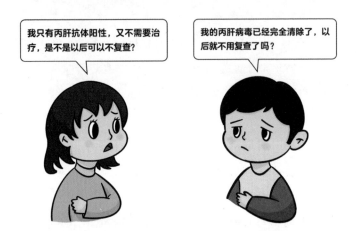

（1）仅丙肝抗体阳性的人员

如果检查结果是丙肝抗体阳性且HCV RNA阴性，受检者也没有经过丙肝的抗病毒治疗，建议这样的人员定期检测肝功能、HCV RNA定量、甲胎蛋白、腹部超声，以便在出现指标异常时，能尽早发现、治疗。

（2）未进行抗病毒治疗的丙肝患者

因某种原因未进行抗病毒治疗的丙肝患者，应该及时向医生说明未治疗的原因。由医生根据未治疗的具体原因和疾病状态，首先治疗对自身生存影响最重大的疾病，同时寻找进行抗病毒治疗的时机。如果医生已明确告知目前不能针对丙肝进行治疗，患者一定要听从医生的建议并定期复查检测肝功能、HCV RNA定量、甲胎蛋白、腹部超声，以监测丙肝的变化。

（3）正在进行抗病毒治疗的患者

患者在治疗过程中应定期监测血常规、肝肾功能和HCV RNA定量，以及药物引起的不良反应等。建议患者在治疗前、治疗4周时及治疗结束时都去评估肝肾功能和HCV RNA定量。经过治疗，完全清除丙肝病毒的患者，发生肝硬化、肝癌的风险仍然高于健康人群，所以这类人在治疗结束后仍需要定期检测肝功能、HCV RNA定量、甲胎蛋白、腹部超声。

（4）有进展期肝纤维化或肝硬化基础的患者

对有进展期肝纤维化或肝硬化基础的患者来说，还应该每隔3~6个月复查1次腹部超声和甲胎蛋白，筛查肝癌。每隔1~2年复查 1 次胃镜，观察食管胃底静脉曲张情况。

11. 生活中需要注意的事项

丙肝患者一定要正确面对自己的病情，保持乐观情绪，积极配合治疗；同时应保持生活规律，进行适量运动，平时注意休息，避免熬夜劳累。酒是丙肝患者的禁忌，一定要戒酒。同时，患者在生病时，用药一定要咨询医生，以防服用到可能损害肝脏的药物。

12. 如何预防丙肝？

（1）管理传染源

只要诊断为丙肝病毒感染，不论疾病分期如何，只要符合抗病毒治疗

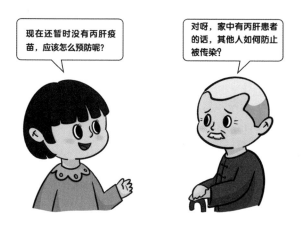

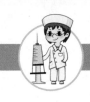

指征的感染者均应接受治疗。治疗所有丙肝病毒感染者可在一定程度上降低传播风险。

（2）切断传播途径

①血液传播：预防丙肝，要做到不使用未经检测丙肝标志物的血液及血制品，不要到黑窝点献血；不吸毒，不与人共用注射器；不共用剃须刀、牙刷等生活用品。

②性传播：男男性行为者和有多个性伴侣者应定期检查丙肝抗体，加强对自身健康的管理。建议丙肝病毒感染者在性生活中使用安全套。家长对青少年进行正确的性教育。

③母婴传播：对HCV RNA阳性的孕妇，要减少新生儿暴露于母血的概率。具体方法有：避免延迟破膜，保证胎盘的完整性，避免羊膜腔穿刺等。

（3）保护易感人群

目前，尚无有效的预防性丙肝疫苗可供使用。因此，建议长期和丙肝患者接触的人在做好各项预防措施的基础上，仍应定期到医院检查一下自己有没有被传染丙肝，以便早发现、早治疗。

13. 家属如何给丙肝患者提供支持？

丙肝是一种以肝脏损害为主的传染病，是一种即便患者经过一系列综合治疗取得的传染病痊愈后仍有再患可能的传染病。并且丙肝还有发展为肝硬化、肝癌的可能……上述种种，都可能会引起患者的负面情绪，使患者形成一定的心理负担，产生恐惧、焦虑、忧郁等心理问题。此时家庭关怀对丙肝患者的康复至关重要。

首先，家属应调整好自我情绪，避免把不良情绪感染给患者，用自身乐观积极的应对态度感染患者，告诉患者乐观的心态对疾病的康复非常重要，借此帮助他们调整心态。

其次，家属可以和患者一起主动学习丙肝的相关知识，正确对待丙肝，认识到丙肝是可以治愈的，没有必要过度担忧，积极配合医生进行规范治疗。

最后，家属应在生活上为患者提供积极的支持。在饮食上为患者准备适宜的、营养丰富的食物；在生活上帮助患者养成健康良好的生活习惯，如注意劳逸结合，保持足够睡眠，适当进行锻炼等。

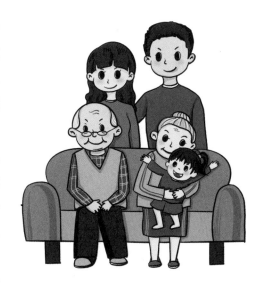

14. 关于丙肝，我们存在哪些误区？

误 区一：丙肝会遗传。

丙肝不会遗传给下一代，但可能会传染给下一代。遗传性疾病是指通过父母携带某种致病基因传给下一代的疾病，而丙肝是由丙肝病毒感染引起的病毒性肝炎。虽然丙肝患者可能将丙肝病毒传染给下一代，但这并不是通过基因进行的传播。比如母婴传播就是因围生期胎儿或新生儿暴露于母血，导致胎儿或新生儿感染丙肝病毒。为预防丙肝的母婴传播，建议育龄期妇女怀孕前进行丙肝筛查，若确诊患有丙肝，应在疾病活动期注意避孕，并进行抗病毒治疗。

误 区二：不存在急性丙肝。

丙肝也分急性和慢性。急性丙肝是指丙肝病毒感染6个月内的急性

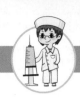
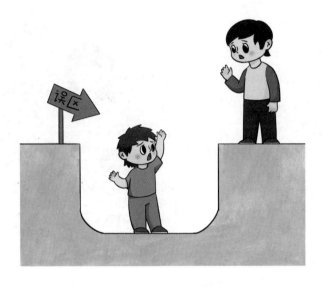

病，慢性丙肝是指丙肝病毒长期存留在人体内引起的慢性病。急性丙肝患者中有少部分能自发清除病毒，但大部分会发展为慢性丙肝，其中又有少部分的人会发展为肝硬化、肝衰竭和（或）肝癌。

误区三：慢性丙肝不能治愈。

随着新药的开发，慢性丙肝的治疗在最近几年有很快的进展。国外有很多直接抗病毒新药上市，我国自2017年以来也陆续有几种直接抗病毒新药上市。现在用直接抗病毒药物方案治疗慢性丙肝，治愈率较以前以干扰素为基础的方案有了明显的提高，因此丙肝在一定程度上已经是一种可以治愈的疾病。当然仍有很小的一部分人治疗效果不理想，需要调整方案。

误区四：采用直接抗病毒药物治疗丙肝，HCV RNA转阴后就可以不治了吗？

不可以。现有的丙肝的直接抗病毒药物方案能取得较好的治疗效果，有的方案在患者接受治疗两周后就能使患者实现HCV RNA转阴，但患者仍需要巩固治疗，完成标准疗程，以减少丙肝复发的可能性。另外，患者在治疗结束后仍有必要定期监测肝功能、HCV RNA定量等指标。

误 区五：丙肝抗体阳性能预防感染丙肝

丙肝抗体是丙肝病毒进入机体，人体在免疫系统识别丙肝病毒后产生的一种抗体，是机体感染丙肝病毒的一种标志物。但丙肝抗体与乙肝表面抗体不同，乙肝表面抗体属于保护性抗体，而丙肝抗体不属于保护性抗体，即使丙肝抗体阳性，人体对丙肝病毒仍然没有抵抗能力，还是有可能再次感染丙肝病毒。需要注意的是，丙肝治愈后，丙肝抗体的检测结果也会一直是阳性，它与疾病进展没有关系，也对人体无害，所以不用担心。

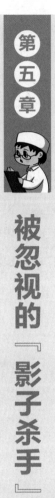

第五章

被忽视的『影子杀手』——丁肝

1. 为什么说丁肝是"影子杀手"？

说到丁肝，就不得不再提一提乙肝，这是什么原因呢？

这是因为丁肝病毒是一种有缺陷的病毒，不能单一感染人体而致病。丁肝病毒本身不能单独复制产生子代病毒（增殖），必须依赖乙肝病毒为其提供外壳、组装等帮助，才能复制，进而感染人体。

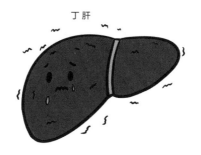

丁肝

丁肝就像是躲在乙肝背后的"影子"，因此被称为"影子杀手"。丁肝的传染源和传播途径与乙肝相似，主要传播途径为母婴传播，血液、体液传播和性传播；丁肝与乙肝以重叠感染或同时感染形式存在。乙肝患者对丁肝病毒普遍易感，我国西南地区是丁肝病毒感染高发区。乙肝病毒和丁肝病毒的重叠感染可加速肝脏疾病进展，导致肝硬化、肝脏失代偿、肝癌及与肝病相关的死亡风险显著增加。

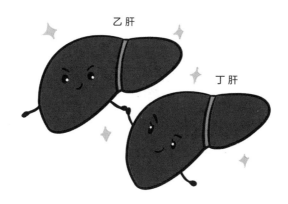

乙肝

丁肝

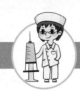

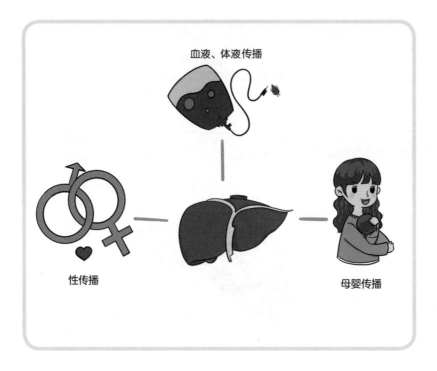

血液、体液传播

性传播

母婴传播

2.乙肝患者感觉身体越来越不舒服，会不会是乙肝合并丁肝引起的？

当患者同时感染乙肝病毒和丁肝病毒时，病情一般会较重，病死率也较高。乙肝病情突然恶化加重的话，患者就得警惕有没有可能合并丁肝。考虑到丁肝的潜伏期在2~9周，建议患者在感到病情变化的第一时间就进行相关检查，由医生明确诊断，以便进一步对症治疗。当乙肝患者感觉自己身体越来越不舒服时，可以看看自己有无以下5类症状，如有应及时就医。

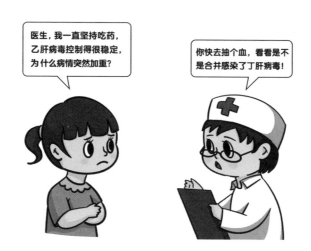

（1）急性丁肝

主要表现为全身乏力、食欲下降、恶心、腹胀、肝区疼痛；重症可有肝大，肝区轻压痛及叩痛，伴或者不伴有眼睛、皮肤变黄等体征。约70%的丁肝会由急性转为慢性。

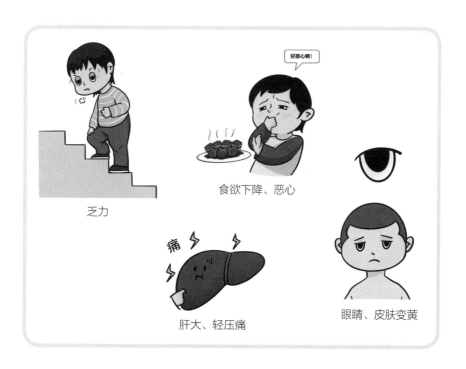

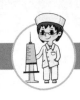

（2）慢性丁肝

①轻度：病情较轻，可反复出现乏力、头晕、食欲减退、厌油、尿黄、肝区不适、睡眠欠佳等症状，可有轻度脾大。部分病例症状、体征缺如。肝功能指标仅1项或2项轻度异常。

②中度：介于轻度与重度之间。

③重度：有明显或持续的肝炎症状，如乏力、食欲缺乏、腹胀、尿黄、便溏等，伴肝病面容、肝掌、蜘蛛痣、脾大，丙氨酸氨基转移酶和（或）天冬氨酸基转移酶反复或持续升高，白蛋白降低、免疫球蛋白明显升高等。丁肝病毒和乙肝病毒合并感染被认为是慢性病毒性肝炎最严重的形式。

（3）重型肝炎（肝衰竭）

极度乏力，严重消化道症状，神经-精神症状（嗜睡、性格改变，烦躁不安、昏迷等），有明显出血现象，凝血酶原时间显著延长并引起黄疸进行性加重等。

（4）淤胆型肝炎

皮肤瘙痒、粪便颜色变浅、肝大，血清总胆红素明显升高（以直接胆红素为主），谷氨酰转肽酶、碱性磷酸酶、总胆汁酸、胆固醇等升高。

（5）肝硬化

肝硬化代偿期：门静脉高压症，但无腹水、肝性脑病和上消化道大出血。

肝硬化失代偿期：腹水，肝性脑病，门静脉高压引起的食管-胃底静脉明显曲张或破裂出血等情况。

3. 丁肝患者应该去什么科就诊？如何科学就诊？

一般优先考虑肝病科、感染科或传染科，必要时可在专科医生的建议下去消化内科或肝脏外科就诊。

（1）初诊患者

如果是近期体检发现丁肝相关指标异常，如丁肝抗原/抗体阳性、转氨酶增高等，建议携带体检报告及时就医。

如果出现食欲不振、恶心、厌油、上腹部不适、腹胀、眼睛及皮肤变黄、尿黄、皮肤瘙痒、肝区疼痛、容易疲劳等症状，且有血液或血制品输入史、与确诊丁型肝炎病毒感染者密切接触史，同时合并乙肝病毒感染的患者，建议尽快就医。

（2）复诊患者

如果已经确诊丁肝，需要定期复诊，建议患者在复诊时携带下列资料：近期相关检查报告，如丁肝抗体、肝肾功能、血常规、甲胎蛋白、腹部超声等（具体检查项目应结合实际病情需要确定）；近期用药情况（药品名称、剂量及用法等信息）；按时间先后顺序整理病史，如果近期曾住院接受治疗，就诊时还要携带相关出院证明。

4. 筛查丁肝一般要做哪些检查？如何初步解读检查报告？

（1）丁肝抗体检查

丁肝抗体的检查内容包括免疫球蛋白M型抗体（抗HDV-IgM）和免疫球蛋白G型抗体（抗HDV-IgG）。

丁肝IgM抗体

项目	结果	阴阳性	单位	参考值
丁肝IgM抗体(抗HDV-IgM)	0.04	阴性	S/CO	<1.00

抗HDV-IgM阳性是患者现在存在丁肝病毒感染的标志。它出现较早，一般在患者感染丁肝病毒后的1~3周就能检测到，并在慢性活动性感染中持续阳性，常用于丁肝早期诊断。可合并乙肝病毒感染而出现一过性或持续升高。

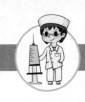

抗HDV-IgG阳性是诊断丁型肝炎的可靠指标，但是即使在患者的丁肝病毒感染终止后，它仍可保持多年。

（2）丁肝抗原检查

人的血清中丁肝抗原出现时间早，但持续时间短，持续1~2周。如果临床上检测不及时，该检查往往出现阴性反应，所以这项检查的结果呈阴性不一定表示没有感染。且慢性丁肝病毒感染中，丁肝抗原多以免疫复合物形式存在，很难被目前主流的抗原检测手段检出。若丁肝抗原与乙肝病毒表面抗原同时阳性，则表示同时感染丁肝病毒和乙肝病毒，患者可能会迅速发展为重症肝炎。

（3）丁肝病毒RNA检查

这项检查的结果是诊断是否患有丁肝的"金标准"，结果为阳性则可明确诊断为丁肝。

（4）其他检查

主要包括腹部超声检查、肝功能检查等。由于本书以病毒性肝炎为主题，此处只讲解腹部超声中与肝脏相关的报告内容：

①报告显示：肝胆胰脾未见异常。这表示肝脏情况正常。

②报告显示：肝脏回声增粗、回声欠均匀、光点稍密。这提示可能存在肝脏有损害。但这种损害可能由脂肪肝引起，也可能由乙肝和（或）丁肝引起。

③报告显示：肝脏弥漫性改变。若受检者体型肥胖，则该结果由脂肪肝引起的可能性更大；若受检者体型正常且患乙肝和（或）丁肝，最好做进一步检查（CT或上腹部增强MRI），确认该结果是否由早期肝硬化引起。

④报告显示：肝内实质回声细密增强，后三分之二衰减。这多为脂肪肝引起，需定期复查。

⑤报告显示：弱回声结节（占位）。这种情况考虑可能为肝癌，建议进一步检查（增强CT或上腹部增强MRI）明确诊断。

⑥报告显示：稍强回声结节。这种情况由肝脏血管瘤引起的可能性大，如在进一步检查后确诊为血管瘤，且血管瘤小于5 cm，定期复查即可。

⑦报告显示：无回声结节。这由肝脏囊肿引起的可能性大，如为囊肿，且囊肿小于5 cm，定期复查即可。

⑧报告显示：强回声。这由肝脏钙化灶引起的可能性大，如果确诊为肝脏钙化灶，且肝脏钙化灶小于5 cm，定期复查即可。

⑨报告显示：包膜、表面欠光滑。这种情况下，尽快就诊，确定是否由肝硬化引起。

腹部超声检查

超声所见

🫀 肝脏：肝脏形态未见异常，实质回声稍粗糙、欠均匀，未见占位。

🫁 胆道系统：胆囊大小正常，囊壁未见增厚，囊腔内未见异常回声，肝内外胆管未见扩张。

🥟 胰腺：胰腺形态大小正常，回声均匀，未见占位，主胰管未见增粗。

🫘 脾脏：脾脏形态大小未见异常，实质回声均匀，未见占位。

🫘 肾脏：双肾形态大小未见异常，实质回声未见异常，集合系统未见明显分离及强回声。

诊断提示

🫀 肝脏欠均匀改变：实质损害？

5. 乙肝合并丁肝，治疗用药有哪些？

目前，市面上还没有抗丁肝病毒的专用药物上市，但其研发已取得较大进展：两种抗丁肝病毒新药Mycrudex和Lonafarnib已进入Ⅲ期临床试验；另两种抗丁肝病毒新药已进入Ⅱ期临床试验。上述新药都有望用于抗丁肝病毒感染治疗。

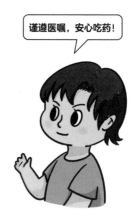

谨遵医嘱，安心吃药！

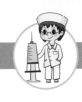
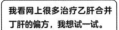

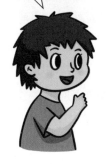

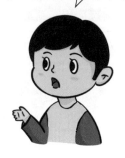

6. 医生让我定期复查，具体如何做？

一般来说，丁肝患者在临床治疗期间坚持用药就会达到较好的疗效，其病情比较容易得到控制。不过丁肝患者不能因为疗效好就忽视定期复查。因为定期复查既可以及时发现药物有无副作用，也可以及时监测病情的变化，并帮助医生根据药物效果或病情变化及时调整药物方案。

我们也知道，丁肝是由丁肝病毒和乙肝病毒等嗜肝DNA病毒共同引起的传染病。因此，丁肝复诊随访频率主要根据乙肝复诊随访频率来决定。下面是对两类患者复查要求的介绍，不过在实际生活中，仍应以医嘱为准。

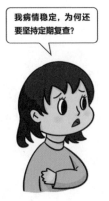

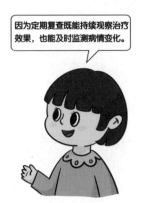

（1）未服用抗病毒药物的患者

未服用抗病毒药物的患者，应定期复查随访：暂时观察，每3~6个月复查肝肾功能、乙肝病毒DNA（高精度）、乙肝"两对半"、丁肝病毒、甲胎蛋白等。

（2）口服抗病毒药物的患者

已用抗病毒药物的患者，应每3月复查一次，在医生指导下服药，不能自行停药。

（3）生活中需要注意的事项

丁肝治疗期间患者要在饮食上做好相应的调整，辛辣油腻、生冷刺激性的食物，油炸、煎炸、腌制的食物都不要吃，浓茶、咖啡、酒精或碳酸饮料也不要喝。治疗期间，患者要放松心情，不要有太大的压力，积极配合医生治疗，缓解症状。同时，患者还应该要注意保持适当运动，以增强体质，提高个人免疫力。

7. 如何预防丁肝？

（1）管理传染源

如果知晓身边有感染了丁肝病毒既不重视又不接受治疗的人，应劝其尽快接受治疗，同时自身做好预防措施。

（2）切断传播途径

如果要进行会造成创伤的操作，如注射、打耳洞、文身等，确保去规范的场所进行，并且要观察所用仪器、器具是否经过规范消毒。不借用陌生人的个人物品，如指甲刀、剃须刀等。不吸毒。进行安全的性行为。

（3）及时接种乙肝疫苗

因为丁肝病毒依赖乙肝病毒复制，所以接种乙肝疫苗，不仅能有效防

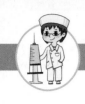

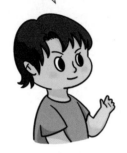

老师，我看书上说要想预防丁肝，首先要提高乙肝疫苗的接种率，这是为什么呢？

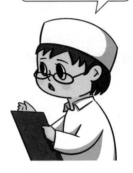

因为丁肝病毒感染依赖于乙肝病毒，降低了乙肝病毒感染率，自然也就降低了丁肝病毒感染率。

止乙肝病毒感染，也能预防丁肝病毒感染。但必须注意，对于已经患有乙肝的人而言，再次接种乙肝疫苗也无法预防丁肝病毒感染，所以这类人群需要格外注意防护。

8. 家属如何给丁肝患者提供支持？

丁肝可以与乙肝以重叠感染或同时感染形式存在，因此相较于其他病毒性肝炎患者，丁肝患者更易产生悲观、恐惧心理，从而产生悲观情绪。如果此时家属对患者漠不关心，不进行必要的支持，可能会导致患者的不良心理感受增加，思想包袱加重，进而影响治疗效果，导致其病情恶化。

因此，我们建议可以从以下几个方面给予患者积极的家庭支持。

积极引导，树立信心。家属应首先正确了解丁肝的疾病特点，帮助患者克服心理压力，树立战胜疾病的信心，积极配合医生规范治疗，养成健康良好的生活方式。

多鼓励，不歧视。丁肝患者可能出现严重的自卑心理，有各种各样的思想负担。家属应了解患者患病后的心理状态，用客观的态度与患者开诚布公地讨论病情，不宜在患者面前与其他家庭成员耳语与病情有关的内容。

常劝导，少迁就。乙肝合并丁肝的治疗过程较长，有的患者因此拒绝

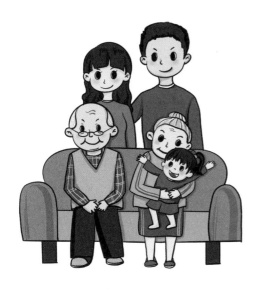

治疗。家属应耐心细致地做好患者的思想工作，不要过分迁就患者，以免延误治疗。

加强营养，协助活动。丁肝患者可能会出现恶心、呕吐、无食欲等症状，在这种情况下，家属可以根据患者的胃口，做一些营养丰富、易消化的食物，鼓励患者进食，加强他的营养。同时在病情允许的情况下，家属还应协助患者进行适当的运动，增强抵抗力。

9. 关于丁肝，我们存在哪些误区？

误 区一：先得了乙肝才会得丁肝。

这个说法不太准确。乙肝病毒和丁肝病毒可同时感染（之前未感染过

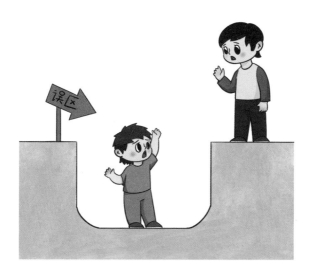

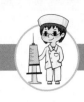

乙肝病毒，现在同时感染乙肝病毒和丁肝病毒），也可重叠感染（之前已感染乙肝病毒，现在感染丁肝病毒）。在同时得丁肝和乙肝的情况下可能会诱发暴发型肝炎，对肝脏造成严重损害，且病死率很高。

误 区二：我又有乙肝又有丁肝，多吃保肝药物准没错。

目前市面上尚没有专用抗丁肝病毒药物获批使用，丁肝患者不可避免会服用抗乙肝病毒的药物。患者在肝功能正常和稳定的情况下，无须保肝治疗或无须长期保肝治疗。只有在肝功能有损伤时，才需进行保肝等治疗。治疗时，患者也应在医生指导下，合理有效地用药，切勿私自滥用药物，否则将会增加肝脏的负担，导致病情加重，最终事与愿违。

误 区三：丁肝没有特效疫苗，无法预防。

虽然目前没有针对丁肝病毒的特定疫苗，但由于丁肝病毒要依赖于乙肝病毒的存在才能复制，因此易感人群接种乙肝疫苗也可以预防丁肝病毒；若不幸已经感染乙肝病毒，这类人群在生活中需要注意的方面请参考前文，此处不再赘述。

误 区四：丁肝的流行率低，完全不用担心被感染。

我国虽属于丁肝病毒中低度流行区，但由于人口基数大，丁肝病毒感染人数仍不容忽视。而且乙肝表面抗原阳性的暴发性肝炎患者、慢性乙肝患者、肝硬化患者、肝癌患者感染丁肝病毒的概率远大于无症状乙肝病毒携带者；在乙肝表面抗原阳性的静脉注射毒品者、性工作者、男男性行为者等群体中，丁肝病毒的流行率也较高。因此，在日常生活中，我们仍然要重视预防丁肝。

第六章

肝损的「第五元素」——戊肝

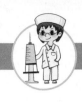

病毒性肝炎一直以来都是我国重要的公共卫生问题，严重危害着人民群众的身体健康。其中，大家了解比较多的是甲肝、乙肝，但你听说过戊肝吗？

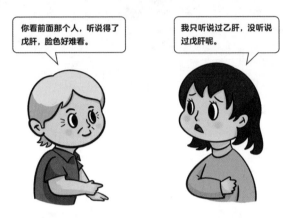

1. 什么是戊肝？

戊肝是感染戊肝病毒引起的急性病毒性肝炎。戊肝病毒主要经粪口途径传播，是一种单股正链RNA病毒，可分8个基因型，人类主要感染1—4型，1型和2型只感染人，3型和4型可感染人和多种动物。因此，戊肝病毒被认为是人兽共患病毒。戊肝病毒感染人体后在肝细胞内进行复制，诱发机体发生细胞免疫反应，进而引起肝损伤，其病理变化似甲型肝炎。戊肝属于我国法定乙类传染性疾病，发现后需要上报。

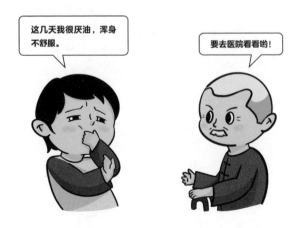

2. 为什么我没有听说过戊肝?

戊肝发现时间比甲肝、乙肝、丙肝晚,且发病症状较轻,所以大家了解甚少,重视程度也不够。

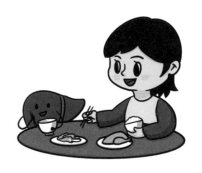

戊肝跟甲肝一样,也是一种"吃出来的传染性疾病"。戊肝病毒大多是通过粪口途径传播。它的暴发流行大多由患者粪便污染水源所致;散发多由不洁食物或饮品引起。戊肝患者病情处于急性期时,其粪便里面会有大量的戊肝病毒,食用被戊肝病毒污染的食物(蔬菜水果、未煮熟的肉类、海产品等)或饮用被其污染的水(可见于洪水暴发后等情况),均易罹患此病。此外,免疫抑制患者感染戊肝病毒后,可进展为慢性戊肝,甚至肝硬化。戊肝病毒也可以通过血液传播、母婴传播和日常生活接触传播。

3. 最近皮肤发黄、厌油,是不是与我得了戊肝有关?

你最近咋么那么黄呢?

是不是肝脏出问题呢?

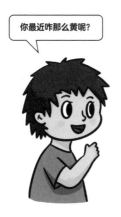
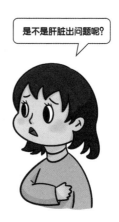

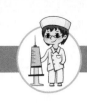

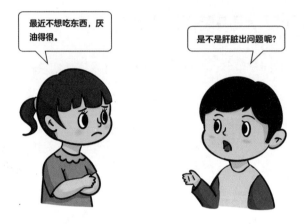

皮肤发黄、厌油确实是戊肝的临床表现，也是其他肝炎急性期的常见症状，但皮肤发黄或厌油不一定都是肝病引起的，也有可能与其他原因相关，例如：胃肠道疾病、胆囊及胆管疾病及女性的妊娠反应等。

临床上戊肝的表现多种多样，感染戊肝病毒后可能不出现明显的症状，也可导致急性肝损伤，出现恶心、呕吐、乏力、腹胀、尿黄、发热、厌油、肝区痛等症状，部分患者还可出现胆汁淤积的表现，如皮肤瘙痒、眼巩膜和皮肤发黄、大便颜色变浅或呈陶土样等。肝功能损害严重者可发展为肝衰竭，引起多器官功能损伤，甚至死亡。

4. 戊肝患者应该去什么科就诊？如何科学就诊？

一般优先考虑肝病科、感染科或传染科就诊。

（1）初诊患者

如果是在体检时发现戊肝相关指标异常，如戊肝IgM抗体阳性、转氨酶增高等，建议携带体检报告及时就医。

如果有食用不洁食物或饮入污染水源（如洪水暴发后）史，或者虽无明确的不洁饮食史但与确诊戊肝患者共同生活等危险因素，近期又出现全身乏力、食欲减退、恶心、呕吐、厌油、腹胀、肝区疼痛、尿色加深、黄疸等不适情况，少数伴有发热症状时，应考虑得戊肝的可能性，应尽快就医。

（2）复诊患者

如果已经确诊戊肝，患者需要定期复诊，建议患者在复诊时携带近期相关检查报告，如戊肝抗体、戊肝病毒RNA、肝肾功能、血常规、腹部超声等（具体检查项目应结合实际病情需要进行），以及近期用药情况（药品名称、用药方法等信息），并按时间先后顺序整理既往病史，包括既往检查报告及用药方案、出院证明等。

5. 筛查戊肝一般要做哪些检查？如何初步解读检查报告？

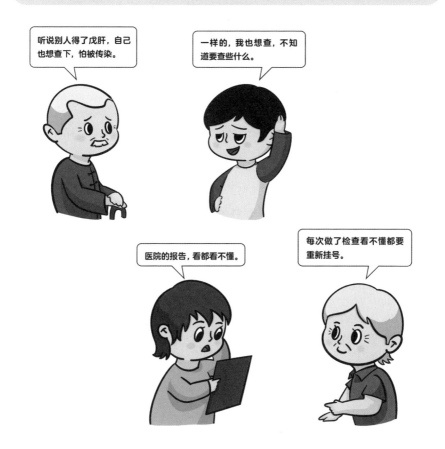

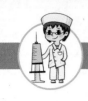
（1）初步检查

亲朋好友得了戊肝，自己也应该检查一下，判断自己是否也被传染了戊肝。如果担心自己得了戊肝，可以去正规医疗机构进行相关检查，明确自己是否存在被传染戊肝的情况。那具体需要做哪些检查呢？这些检查又有什么意义呢？下面我们就来了解相关信息。

①戊肝IgM抗体

戊肝IgM抗体一般情况下在发病初期就可以产生，持续3~4个月就可转阴，少数要6个月甚至1年才会转阴。因此，戊肝IgM抗体阳性是提示近期戊肝病毒感染的重要标志。

戊肝IgM抗体

项目	结果	阴阳性	单位	参考值
戊肝IgM抗体 (HEV-IgM)	0.04	阴性	S/CO	<1.00

②戊肝IgG抗体

戊肝IgG抗体持续时间的差异较大，大多数出现在戊肝IgM抗体阳性1周后，在6~10周到达高峰，在1~2个月快速下降至较低水平，然后持续阳性可达数十年，但就目前来说其确切的阳性期限不详。

因此，如果检测到戊肝IgG抗体阳性、IgM抗体阴性时，往往提示既往感染。如果戊肝IgM抗体和IgG抗体同时阳性，则提示近期感染；如果抗体以IgG数值增高为主，则提示感染处于恢复期。

③戊肝RNA

戊肝RNA通常用来确诊患者有无戊肝，是戊肝病毒现症感染的直接证据，可在血液及粪便中查出。

④戊肝病毒抗原

戊肝病毒抗原可用于急性和慢性戊肝病毒感染的辅助诊断，是戊肝病毒现症感染的证据之一，可在血液、粪便和尿液中查出。

⑤肝功能

丙氨酸氨基转移酶和天冬氨酸氨基转移酶：在肝细胞损伤时释放入血，是反映肝细胞功能及受损情况的常用指标。这项指标在急性戊肝患者中多表现为升高，在慢性戊肝患者处则表现为持续或间歇异常。

胆红素：包括血清总胆红素、直接胆红素、间接胆红素，是反映肝细胞损伤严重程度的重要指标。当出现肝细胞损伤、胆管阻塞时，胆红素指标就会上升。

血清蛋白：血清总蛋白、白蛋白、球蛋白，是评价肝脏合成功能的指标。慢性肝炎、肝硬化、重型肝炎的患者会因肝脏受损、合成功能障碍而出现白蛋白减少。其他疾病导致的蛋白摄入减少、丢失过多或代谢增加，均可出现血清蛋白减少，需根据病因采取相应治疗措施。

谷氨酰转肽酶、碱性磷酸酶：患者在患有肝炎和肝癌的情况下谷氨酰转肽酶可显著升高，在胆管炎症、阻塞的情况谷氨酰转肽酶升高会更明显。碱性磷酸酶主要来源于肝和骨组织，一般用于肝病和骨病的临床诊断。急性戊肝可导致这两项指标都增高。

（2）进一步检查

如果检查发现戊肝相关抗体、抗原阳性或戊肝RNA阳性并转氨酶增高，欲全面了解肝脏受损情况，还需完善下列检查。

①甲胎蛋白

大多数肝癌的患者会出现甲胎蛋白升高的情况，因此它是筛选和早期诊断肝癌的重要指标。除此以外，孕妇和部分慢性肝炎、肝硬化、畸胎瘤、精原细胞肿瘤的患者，也可出现甲胎蛋白升高的现象。所以甲胎蛋白升高的原因要结合临床，通过进一步的诊断、治疗才能确定。

②血常规

又称"血细胞分析"，是一项最基本的检查指标，通常情况下它的数值改变对肝病的诊断并不具有特异性。若肝病患者病情较为严重或使用某

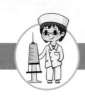

些药物，可能会表现异常，出现血小板、白细胞下降等。除此以外，一些其他疾病在发展的过程中，血常规数值也可能有一定改变。

③腹部超声

这是肝脏检查最常用的方法。通过腹部超声可以检测出肝、胆、脾、胰腺、肾脏的形态结构、大小，实质回声等，获取较丰富的信息量以辅助诊断。

（3）再进一步的检查

如果以上检查中出现甲胎蛋白增高或腹部超声提示有肝粗糙、欠均匀或有结节及结节感等，还可能进一步检查如下指标。

①异常凝血酶原

异常凝血酶原现在主要是和甲胎蛋白联合，提高肝癌诊断准确率。

②超声诊断仪肝纤维化无创诊断

利用超声技术来评估肝脏的硬度，提高患者肝纤维化和肝硬化的检出率。为肝纤维化的早期诊断、治疗和预防提供了帮助。

③肝脏超声造影

肝脏超声造影主要用于肝脏局灶性病变的定性诊断。当出现常规超声发现疑似存在病变，或者其他影像检查发现病变但常规超声未能显示或显示不清的情况，超声造影可提高检测的灵敏度并进一步做出定性诊断，或在超声造影引导下进行组织活检、介入治疗等。

④上腹部增强CT

CT是利用X线对人体某部位进行断层扫描成像。上腹部增强CT主要在肝、脾、胰、肾等实质脏器疾病的诊断和鉴别中起主导作用。

⑤上腹部增强MRI

该检查具有无放射性、组织分辨率高等优点。它主要用于腹膜后占位性病变、腹膜后淋巴结或者胆道神经类疾病的诊断。

当检查结果出来后，建议请医生对其进行分析，不要妄自定论。

6. 戊肝需要长期吃药吗？

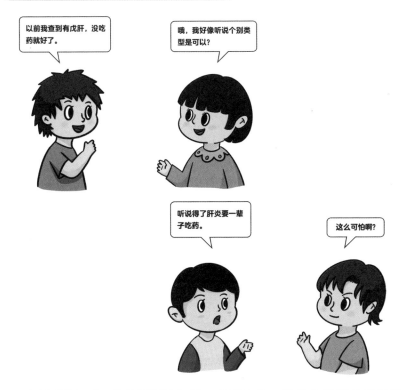

　　急性戊肝一般不需要长期吃药。戊肝作为一种急性的消化道传染性疾病，大多数患者可依靠自身免疫力清除戊肝病毒。戊肝急性期需要及时做消化道隔离治疗，对患者使用的餐具要定期消毒杀菌，避免引起交叉感染。轻症患者对症处理后即可完全恢复；部分症状明显及有黄疸者应当注意休息，合理营养，忌酒，在医生指导下辅以适当药物治疗，也可以痊愈；少数肝损害严重或肝衰竭患者需住院接受治疗。

7. 戊肝患者是不是跟乙肝患者一样需要长期随访？

（1）戊肝抗体阳性且肝功能正常的患者
应定期复查随访，定期监测肝功能及戊肝IgM抗体。

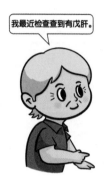

我最近检查查到有戊肝。

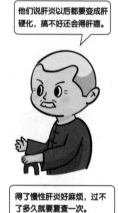

他们说肝炎以后都要变成肝硬化，搞不好还会得肝癌。

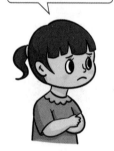

得了慢性肝炎好麻烦，过不了多久就要复查一次。

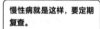
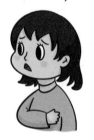

慢性病就是这样，要定期复查。

（2）戊肝抗体阳性且肝功能异常的患者

在医生指导下合理地使用药物并监测肝功能，定期复查戊肝IgM抗体。

（3）生活中需要注意的事项

多休息：平时要保证充足的睡眠时间，不要熬夜，避免过度劳累。

清淡饮食：选择清淡易消化的食物，避免进食辛辣等刺激性食物。少吃腌制食品，少吃油炸食物，以低脂肪、低糖、高蛋白的食物为主，多吃瓜果蔬菜。

8. 如何预防戊肝？

（1）管理传染源

对急性戊肝患者，医生会根据其病情轻重判定其应居家还是应住院隔

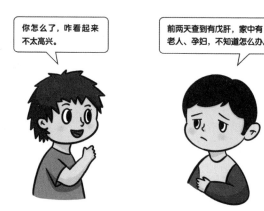

离治疗至发病后3周。若患者需要居家,那么患者家人应注意对患者居住的环境、活动区、个人用品、排泄物(包括大小便及其器皿)等进行严格消毒。疑似和密切接触患者的人应进行医学观察4~6周,其间这两类人应尽量减少外出活动,如果出现乏力、恶心、呕吐等症状应及时就医。

(2)切断传播途径

养成良好的卫生习惯。注意饮食卫生,尤其是注意不要生食或半生食猪肝、水产品;食物要彻底煮熟、煮透;注意饮水卫生,不饮用生水;在处理生肉和家禽后、饭前便后均应洗手。

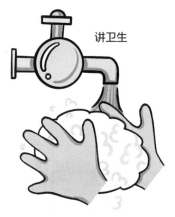

(3)保护易感人群

人群对戊肝普遍易感,以下为感染戊肝病毒的高风险人群及高风险人群感染戊肝后的危害:

基础肝病(如甲肝、乙肝、丙肝、酒精性肝病、非酒精性脂肪性肝病及其他慢性肝病)患者。这类患者合并戊肝之后,会增加肝衰竭和肝癌的风险。

老年人、免疫力低下者。这类人群合并戊肝后会导致病情加重,平均

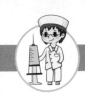
住院时间延长，病死率升高。

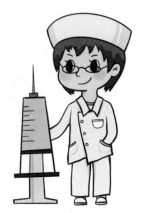

孕妇。孕妇患戊肝可发展成重型肝炎和肝衰竭，特别是孕晚期妇女患戊肝易出现病情恶化，可能导致死胎、产后大出血等。孕妇感染戊肝病毒后，可通过母婴垂直传播，导致胎儿或新生儿发生急性戊肝，甚至造成胎儿畸形、早产流产、死亡等严重后果。

对于戊肝病毒感染的高风险人群，可接种戊肝疫苗进行预防。

接种戊肝疫苗是预防戊肝最经济有效的手段，2021年10月，我国在全球率先批准上市戊肝疫苗。接种该疫苗后，可刺激机体产生抗戊肝病毒的中和抗体。戊肝疫苗使戊肝成为一种可以通过疫苗预防的疾病。

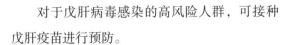

9. 家属如何给戊肝患者提供支持？

戊肝是一种传染性疾病，虽然是自限性感染，患者一般在6周内可以

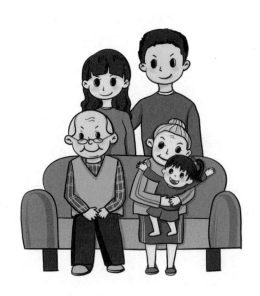

自愈，但仍有病情发展为暴发性肝炎（急性肝衰竭）导致死亡的风险，也有病程迁延，进展至肝硬化的风险。因此很多患者患病后，情绪低落，心情复杂，担忧疾病进一步发展，从而产生悲观、绝望等不良情绪。这时候家属的安慰及疏导就起着不可替代的作用。

一是了解患者的心理。俗话说"健康的一半是心理健

康，疾病的一半是心理疾病"，心理健康对个体的健康有着十分重要的影响，它在戊肝治疗和康复的过程中不可或缺。家属要和患者一起正确认识戊肝，积极配合医生；同时，家属还要耐心疏导患者，解除患者的心理负担，帮助患者保持乐观，树立战胜疾病的信心。

二是在患者病程期间加强对患者的护理，予以足够的营养支持。在饮食方面应以易消化的清淡食物为主，同时保证患者的能量和水分摄入，并督促患者养成健康的生活方式。

10. 关于戊肝，我们存在哪些误区？

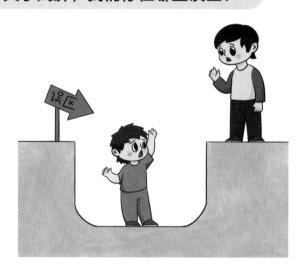

误区一：戊肝能自己好，不用接种疫苗。

戊肝疫苗有必要接种。戊肝的症状与甲肝相似，主要发生在中青年群体中，抵抗力差的孕妇和儿童也容易被传染。戊肝病毒的主要传播途径是粪口传播，病毒通过消化系统侵入人体，并在肝脏中复制。戊肝患者会出现皮肤瘙痒、发热和黄疸等症状。如果疾病控制不佳，可能会发生肝衰竭，对患者生命安全构成威胁。目前预防戊肝传染最直接的方法是接种戊肝疫苗，所以戊肝疫苗和其他肝炎疫苗一样很有必要接种。

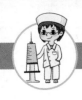

误 区二：戊肝不会慢性化。

急性戊肝患者多数无症状或临床症状轻，无黄疸，肝功能正常或轻度异常，一般可自行康复。但免疫抑制患者（如器官移植受者、艾滋病病毒感染者和接受化疗、造血干细胞移植或免疫抑制剂治疗的血液肿瘤患者等）感染戊肝病毒后，通常无法依靠自身免疫力在短期内清除戊肝病毒，这类患者在患戊肝后易发展为慢性戊肝，甚至发生肝硬化。

误 区三：戊肝患者无不适症状可不用就医。

很多患者在查出有戊肝后，自己觉得身体无任何不适症状，同时听说戊肝可自愈，就没有引起足够的重视，不及时就医。待出现皮肤黄染、全身瘙痒、肝区疼痛、腹胀等症状时才慌忙就医，但这时可能已发展为重型肝炎（肝衰竭）。所以感染戊肝病毒的患者，即使是无症状，也应该定期复查、监测病情进展，以便及时发现异常情况，及时接受治疗。

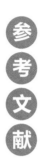

[1] Oon G C J. Viral hepatitis – The silent killer. Annals Academy of Medicine 2012; 41(7): 279.

[2] Christian T. "A brief history of hepatitis milestones"[J]. Liver Int, 2014, 34 Suppl 1: 29–37.

[3] 黄澳迪, 王富珍. 世界卫生组织甲型肝炎疫苗立场文件2022年10月[J]. 中国疫苗和免疫, 2022, 28(6): 741–747.

[4] 陈加贵, 邓秋云, 杨仁聪, 等. 2010—2020年广西甲型病毒性肝炎流行病学特征分析[J]. 公共卫生与预防医学, 2022, 33(6): 47–50.

[5] 王志永, 姜汶伶, 朱思行. 1988年上海应对甲肝的措施与反思[J]. 中医药管理杂志, 2022, 30(21): 214–216.

[6] 缪宁, 王富珍, 郑徽, 等. 2020年中国3–14岁儿童甲型肝炎疫苗接种率调查[J]. 中国疫苗和免疫, 2022, 28(5): 581–585.

[7] 方顶. 这些"肝"货, 让你远离病毒性肝炎[J]. 江苏卫生保健, 2022(10): 20–21.

[8] 杜凤雪, 周文亭, 邱丰, 等. 16条甲型肝炎病毒流行株基因型及全基因组特征分析[J]. 病毒学报, 2022, 38(6): 1397–1404.

[9] 肖雪红. 感染性疾病甲肝、戊肝免疫学检验的应用价值[J]. 现代诊断与治

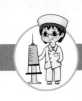

疗, 2021, 32(18): 2957–2958.

[10] 国家免疫规划疫苗儿童免疫程序及说明(2021年版)[J]. 中国病毒病杂志, 2021, 11(4): 241–245.

[11] 陈词, 左维泽. 肝炎的分类、传播方式及预防[J]. 肝博士, 2020(5): 9–11.

[12] 刘宇, 刘丽珺, 陈筱纯, 等. 2016–2017年四川省民族地区甲型肝炎发病危险因素病例对照研究[J]. 预防医学情报杂志, 2020, 36(2): 158–161.

[13] 丁文龙, 刘学政. 系统解剖学[M]. 第9版. 北京: 人民卫生出版社, 2018.

[14] 周加慧, 王硕, 丁当, 等. 直接靶向HBV的小分子抑制剂研究进展[J/OL]. 药学学报: 1–29[2023–08–21]. http: //kns. cnki. net/kcms/detail1/11. 2163. R. 20230414. 1244. 002. html.

[15] 刘春莉, 周兴悦, 张厚亮. 乙肝病毒X蛋白对肝细胞癌甲硫氨酸腺苷转移酶1A表达的影响[J]. 罕少疾病杂志, 2023, 30(3): 41–42, 60.

[16] 消除艾滋病、梅毒和乙肝母婴传播行动计划（2022—2025年）[J]. 中国病毒病杂志, 2023, 13(2): 107, 135, 160.

[17] 张小花. HBV–DNA、HBsAg联合肝纤维化四项定量检测对鉴别乙型肝炎肝硬化的临床意义[J]. 吉林医学, 2023, 44(3): 620–622.

[18] 胡世兵, 余立, 冯正锋, 等. 富马酸替诺福韦酯辅助治疗对HBV感染孕妇ALT复常率及HBV–DNA转阴率的影响[J]. 中外医学研究, 2023, 21(8): 137–140.

[19] 司倩楠. 恩替卡韦联合长效干扰素治疗乙肝的临床疗效与安全性观察[J]. 临床研究, 2023, 31(3): 73–75.

[20] 王成, 陈娜, 刘亿, 等. 2019—2021年四川省11个监测县区乙型病毒性肝炎流行病学特征分析[J]. 预防医学情报杂志, 2023, 39(5): 471–475.

[21] 陈词. 陈琳. 乙肝女性孕产全程管理[J]. 肝博士, 2023(1): 10–12.

[22] 王巧侠. 乙肝可怕吗? [J]. 肝博士, 2023(1): 32.

[23] 戊肝防治"专家共识"峰会"护肝行动"增进健康福祉[N]. 重庆日报, 2022–09–28(015).

[24] 胡德宇, 钱俊, 潘顺, 等. 戊型肝炎病毒感染对孕妇及妊娠结果的影响[J]. 中国妇幼健康研究, 2023, 34(4): 117–121.

[25] 李靖. 吃出来的肝炎 戊肝比甲肝更多见[J]. 江苏卫生保健, 2017(2): 22–23.

[26] 轧春妹. 病毒性肝炎防治知识要点[J]. 开卷有益-求医问药, 2021(2): 48–49.

[27] 高敏. 病毒性肝炎并不可怕[J]. 开卷有益-求医问药, 2021(7): 41.

[28] 贾荣曼, 詹磊. 病毒性肝炎家族的"五兄弟"[J]. 中医健康养生, 2020, 6(7): 48–51.

[29] 高日红, 姜涛. 2017年海阳市大学新生戊型肝炎知识态度调查[J]. 中国校医, 2018, 32(7): 495–496.

[30] 周昇, 张志将, 袁占鹏, 等. 安陆市居民戊肝的知识、态度和行为现状调查[J]. 中国循证医学杂志, 2020, 20(8): 923–929.

[31] 孙立芳. 浅谈丁肝病毒标志物检测的临床应用及意义[J]. 求医问药(下半月), 2013, 11(12): 143–144.

[32] 梁晓峰. 我国病毒性肝炎流行特征及对策[J]. 临床肝胆病杂志, 2010, 26(6): 561–564.

[33] 秦伟国. 丁肝病毒感染与HBV血清标志物的关系[J]. 临床医药实践, 2010, 19(8): 404–405.

[34] 虞接军, 刘中夫, 李健. 慢性丙型病毒性肝炎患者健康相关生命质量的研究进展[J]. 中国艾滋病性病, 2023, 29(2): 230–233.

[35] 虞接军, 徐朋, 杨丹丹, 等. 丙型肝炎患者健康相关生命质量现状及相关因素分析[J]. 中国艾滋病性病, 2023, 29(1): 33–38.

[36] 李艳红, 李世福, 沈璐, 等. 抗HCV阳性者中丙型肝炎确诊情况[J]. 中国艾滋病性病, 2022, 28(9): 1074–1078.

[37] 李健, 庞琳, 王晓春, 等. 中国丙型肝炎防治进展与展望[J]. 中国艾滋病性病, 2022, 28(7): 761–765.

[38] 段承阿鑫, 隋宾艳, 陈仲丹, 等. 丙肝治疗直接抗病毒药物价格分析[J]. 中华预防医学杂志, 2020, 54(10): 1161–1164.

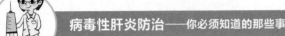
[39] 孟蕊, 芮明军, 马越, 等. 治疗丙肝的第二代直接抗病毒药物的经济性系统评价[J]. 中国药房, 2020, 31(23): 2882–2888.

[40] 沈洁, 杨艳兵, 李森森, 等. 丙肝患者接受免疫抑制治疗对发生肝炎、丙肝病毒再激活的影响[J]. 实用医学杂志, 2019, 35(9): 1421–1424.

[41] 旷嘉. 丙肝治疗新方案的伦理思考[J]. 医学与哲学, 2019, 40(4): 39–41.

[42] 胡凯, 盛欧. 抗病毒治疗在失代偿期丙肝肝硬化患者治疗中的应用价值[J]. 中国急救医学, 2017, A2: 101–102.

[43] 黄璐, 胡越, 刘哲, 等. 口服治疗丙肝的新型小分子药物及其专利研究[J]. 中国新药杂志, 2016, 25(10): 1095–1102.

[44] 陈海, 陈洁玲, 陆志刚, 等. 基于Markov模型建立慢性丙肝治疗的药物经济学模型[J]. 中国卫生统计, 2016, 3: 370–373, 378.

[45] 中华医学会肝病学分会, 中华医学会感染病学分会. 丙型肝炎防治指南（2022年版）[J]. 中华肝脏病杂志, 2022, 30(12): 1332–1348.